LE SILENCE DES MÉDECINS

DU MÊME AUTEUR

Chambres ouvertes
(Balland, 1988)

Génération métisse
en collaboration avec Leïla Sebbar
(Syros-Alternatives, 1988)

ÉRIC FAVEREAU

LE SILENCE DES MÉDECINS

CALMANN-LÉVY

ISBN 2-7021-2275-2

SOMMAIRE

Alors j'ai nettoyé son œil. Comme s'il était devenu une fragile merveille, cet œil. Une chair vivante, une orchidée. La chair la plus nécessaire du monde. Je l'ai nettoyé, très doucement, avec la compresse. Comme une caresse.

Des larmes lui découlaient, sur le visage.

Sylvie CASTER, dans *Bel-Air*.

à Sylvie et Judith
et au Dr Gilles Pialoux

Introduction

LE SILENCE ENTAMÉ

Jamais les médecins n'ont été confrontés à des choix thérapeutiques aussi compliqués, aussi fragiles que multiples. Jamais, pourtant, ils ne se sont autant tus. Face à ce que le professeur Jean Hamburger a baptisé la « révolution thérapeutique » née de la médecine d'après-guerre, rien, ou si peu, aucune parole, ne vient en écho. Comme un monde devenu souterrain, où la technique progresse plus vite que les mots.

Le médecin se tait, il a peur de parler de lui. Lorsque s'est développé le scandale du sang contaminé, le silence des médecins est devenu assourdissant. L'opinion criait, hurlait au loup, au meurtre.

Pourquoi? Étaient-ils, à ce point, tous coupables?

Si on laisse de côté les responsabilités directes de quelques rares personnes, les autres, tous les autres, étaient là, tels de simples témoins. Ils auraient pu parler, expliquer, raconter excuser, pardonner. Ils auraient pu dire que le médecin, lui aussi, est nu, qu'il se trouve sans autre défense que ses doutes, sans autre bouclier que sa conscience. Aucune voix ne s'est élevée, ou presque... Et il aura fallu attendre Bernard Kouchner, en 1992, pour que des remords soient égrenés, pour que les larmes publiques du ministre de la Santé de l'époque donnent un véritable sens à ces remords.

Pourquoi? Pourquoi se sont-ils tus? Pourquoi ont-ils laissé les malades sans autre alternative que celle de monter en première ligne? Pourquoi le Conseil national de l'Ordre des médecins a-t-il préféré regarder ailleurs?

Au même moment, les rues de Paris et de quelques autres villes de France se voyaient submergées de manifestations de médecins, de jeunes internes qui défilaient. Ils criaient leur volonté d'avoir une place dans le secteur 2 de la convention, c'est-à-dire dans le secteur à honoraires libres.

Et savez-vous ce que ces apprentis spécialistes revendiquaient? Ils défilaient avec des pancartes collées dans le dos : Bac + 12, Bac + 15. *Comme des tableaux d'honneur de leur mérite quantifié. Et ce corps médical, à court d'arguments, comparaissait son sort à celui des ingénieurs qui, eux, avaient su comprendre les orages financiers de la société.*

Il y avait là quelque chose de déplacé. Certes, il est indécent de voir le salaire très moyen d'un médecin des hôpitaux (douze mille francs mensuels pour un chef de clinique, dix-sept mille francs mensuels, en moyenne, pour un praticien hospitalier). Bien sûr, les médecins ont besoin de revenus corrects. Mais ces revenus minimaux leur sont assurés. On en trouve confirmation dans ce constat : durant les dix dernières années, la médecine a été une des professions parmi les moins touchées par la crise. Mieux : en moyenne, les revenus des médecins ont sensiblement plus augmenté que dans d'autres secteurs d'activité.

Triste époque! D'un côté, on voit la jeune et future génération, là, dans les rues, défilant et revendiquant. Et, de l'autre, on entend les discours de ses aînés à l'Académie de médecine. De vieux sages, grands mandarins, qui dissertent, avec gravité, sur des questions qu'ils ne traitent déjà plus. Les plus belles envolées lyriques, les plus grands discours humanistes se font, dans un amphithéâtre doré, après une carrière passée à monter les échelons. Mais de quoi parlent-ils?

Faut-il rappeler que les plus grands noms de la médecine moderne, du professeur Jean Bernard au prix Nobel Jean Dausset, ont été concernés par la transfusion sanguine? Ils y ont tous travaillé. Or pas un n'a réagi, même tardivement. Et les uns comme les autres ont même appuyé de leur entregent le docteur Michel Garetta pour que celui-ci reçoive la Légion d'honneur en 1990.

D'une part, un discours publique qui tourne à vide et, d'autre part, un silence privé, de plus en plus pesant. D'un côté, une masse invraisemblable de livres-recueils de « grands médecins » sur les « grands sujets ». De l'autre, les médecins qui se taisent sur l'essentiel.

Ce grand écart, intenable dans les eaux passablement troubles du sang contaminé, tenait pourtant. Il est vrai qu'en dépit des tempêtes le monde médical possède la plus solide de toutes les cannes : le progrès. Jamais, dans l'histoire de l'humanité, on n'a connu pareille avancée, en termes de thérapeutique, de clinique et de soins. L'espérance de vie a fait un bond en avant sidérant ; on change les organes trop usés, on provoque des grossesses chez les femmes stériles, on va jusque dans les artères par le biais de cathéters dégager les voies encombrées, on reconstruit les visages défigurés, on parvient de plus en plus à réanimer les comas profonds, à soigner les leucémies, à arrêter microbes et bactéries. Concernant le sida, jusqu'aujourd'hui, aucune épidémie n'a vu son agent identifié aussi rapidement et des traitements, même imparfaits, se développer.

Bref, le succès efface tout sur son passage. Dans ces conditions, à quoi bon parler, à quoi bon s'expliquer ! Tellement convaincus de leur efficacité thérapeutique, certains ne voient pas la nécessité d'un quelconque dialogue. D'autres justifient ce silence par la peur du patient. Les yeux rivés sur l'exemple venu de l'autre côté de l'Atlantique, ils se disent que bientôt, le médecin sera contraint d'exercer en présence de son avocat. « Il y a de plus en plus de patients qui portent plainte, lancent-ils. Le malade se prend même pour un consommateur de soins. Il faut se défendre, serrer les coudes. » Et donc... se taire, en se réfugiant derrière la lettre du serment d'Hippocrate : Ma langue taira les secrets qui me seront confiés.

Erreur terrible! A-t-on déjà vu le silence avoir raison? Et puis, qu'ont-ils à cacher?

Doivent-ils cacher qu'aujourd'hui l'hôpital est non seulement ce lieu miraculeux où l'on soigne, mais aussi ce lieu où l'on meurt? En 1993, plus de deux vies sur trois s'achèvent dans un lit d'hôpital.

Doivent-ils cacher que, depuis bien longtemps, la société s'est déchargée sur eux de tout ce qu'elle ne veut plus voir? La folie par exemple. Pourquoi serait-ce seulement aux médecins de la prendre en charge? Il suffit de se promener dans un de ces grands hôpitaux psychiatriques autour de Paris pour se rendre compte de la solitude des malades mentaux, mais aussi des médecins psychiatres.

Doivent-ils cacher l'angoisse terrible devant ces malades que l'on ne guérit pas? Doivent-ils oublier cette tension maximale lors d'une opération incertaine? Doivent-ils se taire quand ils croient voir un cancer guérir puis reflamber et s'étendre partout dans le corps? Doivent-ils se taire quand ils forcent la pharmacie de l'hôpital pour délivrer des médicaments à des patients sans couverture sociale?

Doivent-ils oublier que leur métier n'est pas « normal »? Faut-il encore répéter qu'ils ne font pas un métier ordinaire? Des exemples?

La scène se déroule en 1989, sous les lambris quelconques d'une réception officielle. Willy Rozenbaum, médecin, spécialiste du sida, se lasse de voir se dégrader les conditions dans lesquelles il travaille. Trop de malades, trop peu de lits, trop peu de personnel, « et vraiment beaucoup, beaucoup de morts ». Il en parle au conseiller du ministre de l'époque, tentant de le convaincre, lui disant qu'il ne peut plus assurer l'accueil de nouveaux patients. Le conseiller l'écoute puis lâche : « Allez, c'est dur, tout le monde le sait. Mais bon, de quoi vous plaignez-vous? Vous avez la gloire... » Quand Willy Rozenbaum raconte cette anecdote, il n'en est toujours pas revenu. « Ce conseiller est pourtant un professeur de médecine. Il sait notre métier. J'étais scié. La gloire? Qu'il vienne voir ce que c'est que la gloire d'un service débordé! »

Autre lieu, autre moment. Cela se passe vite, très vite, on dirait une porte qui claque. Philippe Dartevelle est chirurgien. Il opère beaucoup, des greffes surtout. Les plus compliquées : cœur, poumons. Il le dit, comme un raptus : « Les morts en salle d'op, c'est rare pour moi. Mais c'est le pire. On se défonce, on tente tout. Et puis bon, à un moment, ça y est. C'est trop tard. Il n'y a plus rien à récupérer. Alors, je peux vous dire qu'on ne reste pas. Fini. On s'en va de la salle d'op. Incapable que l'on est de recoudre le corps. On dit à l'assistant de terminer, et on s'en va. Le chirurgien ne recoud pas un mort. »

Un mort? Ce médecin d'un hôpital spécialisé du sud de Paris en a vu, pourtant, des morts, depuis 1983. Des morts jeunes, injustes, en série, la nuit, le jour, n'importe quand. Des morts épuisés, épuisants, qui laissent les vivants vides de tout. Mais là qui aurait pu l'imaginer? Ce médecin vient de voir dans sa chambre un patient atteint d'une maladie infectieuse, entré la veille pour une hospitalisation d'urgence. Malade, mais en vie. Depuis quelques jours, ses amis insistent pour son hospitalisation, lui attend... que l'ami avec qui il partage sa vie meure. Finalement, lorsque ce patient accepte de se rendre à l'hôpital, on peut croire la partie gagnée, au moins est-elle engagée. En fait, le malade a tout préparé, minutieusement. Tard le soir, ce premier soir d'hospitalisation, à l'heure où les couloirs des hôpitaux ne ressemblent plus à rien, il se suicide – pendu dans le minuscule cabinet de toilettes de sa chambre d'hôpital. Et le médecin de s'y perdre : « Mais c'est quoi, mon travail? Être là pour que les gens se suicident? »

Quelques bribes d'histoires, volées l'espace d'une confidence. Le reste du temps, les médecins travaillent; ils soignent. Ils font, dit-on, « le plus beau métier du monde ». Et souvent, avec raison, ils se taisent, comme trop fatigués par leur journée.

Un jour, discutant avec une jeune interne, nous évoquions le cocktail lytique – ce fameux mélange de calmants et d'analgésiques souvent prescrit aux malades en fin de vie. Une pratique très mal maîtrisée, le médecin se déchargeant sur l'infirmière de la pose et du suivi de la prescription. La mort n'est pas immédiate, elle dépend d'une série d'éléments ; parfois, le débit de la perfusion est accéléré. Cette jeune interne n'eut qu'une seule réaction. Violemment, brutalement, elle coupa court : « On ne peut pas en discuter. Ce n'est pas à dire, ni à parler. Vous ne pouvez comprendre, ça ne regarde que nous. »

Elle se trompe. Le silence ne vaut pas justification. Aujourd'hui, il y a un besoin urgent, vital, de la parole des médecins.

Ils se doivent de parler pour rétablir ce lien cassé avec le corps social. Il leur faut raconter et expliquer ce que c'est qu'être médecin, à quelle place à part, concédée par la société, cela renvoie. Il s'agit de bien autre chose qu'un banal métier, cela requiert parfois une capacité de dire non et, en tout état de cause, dans une relation tellement déséquilibrée, cela provoque une responsabilité unique.

Alors ils répondent.

« Ils », ce sont dix médecins qui ne forment en rien un échantillon représentatif; dix médecins, certains connus, d'autres moins.

Des médecins choisis presque au hasard des liens et des rencontres. Des praticiens, aussi différents qu'un chirurgien et un médecin humanitaire, un radiologue et un généraliste, un cancérologue. Ils disent ce qu'ils font, ce à quoi ils sont confrontés, leurs choix, leurs doutes, leurs colères ou leurs impuissances ; souvent de façon personnelle, intime parfois. Ils racontent des choses anodines aussi bien que des situations impossibles. Et, au fil de leurs mots, on comprend que ce qui fait la différence entre deux médecins, ce n'est pas simplement une maîtrise de la technique, mais quelque chose d'impalpable, de totalement singulier, quelque chose que l'on pourrait appeler la « conscience ».

Qu'ils soient tous remerciés pour ce silence entamé.

1

DAVID KHAYAT

De taille moyenne, rien, dans son physique, ne le distingue d'un autre. Pourtant, disons-le franchement, David Khayat est impressionnant. Jeune, d'abord, si jeune dans le fauteuil de chef de service d'oncologie médicale de l'hôpital de La Pitié-Salpêtrière. Pas même quarante ans, il a été un des plus jeunes chefs de service d'un hôpital universitaire en France.

Jeune, mais surtout si clair et si franc... Voilà un médecin confronté à la cancérologie, une des disciplines qui charrie avec elle bon nombre des plus lourds archaïsmes de la médecine.

Confrontés à la maladie de ce siècle, totalement impuissants au départ à limiter les ravages des métastases, les cancérologues n'ont jamais brillé, en effet, ni par leur franchise ni par leur sincérité. Devenant sages avec l'âge, la retraite sonnant, certains « grands noms de la cancérologie » ont pris l'habitude de pérorer sur la vie, la mort, l'euthanasie. Parfois avec chaleur, souvent dans une relative hypocrisie.

David Khayat est différent. Il est avant tout un clinicien hors pair, toujours à l'affût des dernières molécules à tester, précurseur, entre autres, d'un traitement très prometteur du mélanome malin. Ensuite, l'homme se révèle d'une franchise étonnante. Il n'a rien à cacher. Ou, plus exactement, il parle sans le moindre détour de ce qu'il fait, de ses doutes, de son « obligation d'espoir ».

Dans cette très longue rencontre qui eut lieu, un jour férié, dans son bureau désert, David Khayat dissèque son travail comme rarement un médecin n'a osé le faire. Il évoque cette invraisemblable histoire qui l'a lié avec son chef de service, le professeur Jacquillat. L'histoire de son patron, atteint du cancer, qu'il a soigné et accompagné, terrible confirmation de son travail. Ainsi se retrouve-t-il à la tête d'un service à l'âge où d'autres continuent à faire leurs preuves.

David Khayat raconte sa vie. Pas un instant de liberté! Il court, il court toujours, son emploi du temps partagé entre les aéroports et la salle de consultation. Dans cette ronde folle, il résiste. Il continue de marcher, toujours, un pas devant l'autre, un nouveau médicament, puis un autre encore.

Quand il parle, ici, on sait bien qu'on lui vole du temps. Du temps, toujours du temps – ce sablier de la vie qu'il faut préserver toujours un peu plus.

Cancérologue, c'est une vocation, un choix, le hasard?

Plutôt le fait d'une histoire un peu particulière car, en 1975, il fallait être un peu fou pour s'orienter vers la cancérologie. C'était comme un mouroir. Il n'y avait pas vraiment de spécialité de cancérologie; un médecin généraliste pouvait s'installer avec une plaque de cancérologue. Et je me souviens très bien, quand j'ai été nommé à l'internat et que j'ai dit que j'allais faire de la cancéro, tout le monde m'a dit : « Mais tu es fou! Va faire cardio ou gastro, au moins tu pourras t'installer. Que vas-tu faire en cancéro? »

Mais alors pourquoi avez-vous insisté?

C'est une histoire personnelle. J'étais en première année de médecine à Nice quand mon meilleur ami s'est marié. C'était vraiment mon meilleur ami, j'avais été le témoin de son mariage.

Ils se marient, partent en voyage de noces et, à leur retour, la jeune femme, qui devait avoir vingt-six ans, découvre qu'elle a un cancer généralisé. Imaginez! En 1975, on relevait très peu de cas de guérison de cancers. Ce fut un choc psychologique. Tout le monde me demandait : « Quelles sont ses chances? » « Qu'est-ce que c'est que ce cancer? » Et j'étais obligé d'expliquer que, pour moi, cancer, surtout métastatique, signifiait « mort ». Enfin, j'éprouvais une immense tristesse.

Puis elle est venue se faire soigner à Paris, parce que ses parents y habitaient. Elle connaissait quelqu'un – totalement inconnu à l'époque – qui s'appelait Jacquillat. Son traitement fut très lourd. Ils lui ont enlevé les ovaires, l'utérus, l'estomac, elle a fait de la chimio pendant un an et demi. Mais, aujourd'hui, cette fille va très, très bien. Elle est ophtalmologiste. Elle est guérie. Et c'est Jacquillat qui l'a guérie.

Je veux dire qu'à une époque où tout le monde aurait baissé les bras en disant : « C'est foutu », lui n'a jamais abandonné. Il s'est battu avec des chimios extrêmement lourdes qui étaient alors très dangereuses. Et il l'a sauvée! Depuis, elle a divorcé, mais cette guérison m'a bouleversé, et elle a totalement transformé l'idée que j'avais de la cancérologie.

Résultat... Vous êtes un cas unique, le plus jeune agrégé, un des plus jeunes chefs de service de France.

J'aurais aimé ne pas l'être. Jacquillat était mon patron, j'étais son élève. J'aurais dû être nommé professeur vers 1995, non pas en 1989; puis chef de service vers 1998. Cela avait été prévu avec le doyen, mais il y a eu son cancer.

Commençons, peut-être, par le début. Jacquillat était votre patron, et il vous choisit comme son « élève ». Pourquoi? Il devait y avoir aussi une relation forte entre vous?

Oui, très forte. Il avait trois enfants : deux filles, un fils. Un fils qui ne voulait pas faire médecine. En fait, je n'aurais jamais dû le rencontrer. Car je suis niçois. Mais, quand j'ai débarqué en 1980 à Paris, je ne connaissais vraiment personne, j'ignorais jusqu'au nom des rues, j'étais juste venu une fois passer le concours d'internat de Paris. Lui, il s'est comporté un peu comme un père. Il m'a invité chez lui, il m'aidait, me trouvant un peu d'argent pour compléter mon salaire. Très tôt, j'ai eu un sentiment de dette énorme vis-à-vis de lui. Enfin, il y avait cette affinité intellectuelle. Il serait prétentieux de ma part de dire qu'on avait les mêmes idées, mais disons que j'avais les mêmes idées que lui.

Et vous, pourquoi l'avoir choisi? Juste en souvenir de cette guérison quasi miraculeuse?

Le nom de Jacquillat était resté gravé dans ma mémoire. Quand j'ai été nommé à Paris, je ne voulais pas y aller. C'est mon patron de Nice qui m'a presque obligé, menacé même. Alors je suis « monté » à Paris. Pour le choix du premier stage interné, je ne savais que faire. A Paris, il y a cinquante-cinq hôpitaux de l'Assistance publique, plusieurs centaines de services. Comment choisir? On est dans une salle, avec des listes. Des gens, derrière vous, attendent. Et sur le mur, des noms, des noms de service. Et je cherchais. La femme a commencé à gueuler : « Alors, monsieur Khayat, dépêchez-vous! » Et j'ai vu *Jacquillat*. J'ai dit : « Voilà, je prends Jacquillat. »

C'est comme cela, sans savoir, juste le souvenir de l'histoire de la femme de mon ami.

Au bout de quinze jours, Jacquillat m'a dit : « Écoute, tu me plais beaucoup, je veux que tu restes avec moi. » Je lui ai répondu qu'après mon internat je voulais retourner à Nice. Il a alors insisté, il était du genre un peu « grande gueule ». Je lui ai rétorqué : « Non, je suis désolé, vous travaillez trop ici, cela ne m'intéresse pas. La vie à Nice est beaucoup plus cool. »

Puis, finalement, les années passant, nous sommes devenus amis. Il faisait vraiment tout ce qu'il pouvait pour que je reste, et je suis resté. Ensuite, tout s'est accéléré, tellement vite. Deux ans après mon clinicat, Jacquillat est tombé malade.

Le premier contact que vous avez eu avec la cancérologie est donc double. Bien sûr dramatique, mais, en même temps, contrairement à une fatalité, on peut en guérir.

J'ai une vision du cancer qui est exactement la même que

celle de Jacquillat, à l'inverse de ceux qui ont une pointe de pessimisme sous-jacent en permanence. Lui, nous, cette équipe-là, en dépit de tous, nous sommes restés une équipe optimiste. À tort ou à raison, je n'en sais rien. Mais, quand même, Jacquillat a vu se lever les premiers leucémiques. Il le racontait souvent. En 1966-67, à l'hôpital Saint-Louis, alors agrégé de Jean Bernard, il a testé le tout premier médicament sur des leucémies aiguës; la durée de vie d'un adulte atteint de leucémie aiguë était de quatre ou cinq mois, et, dans les hôpitaux des années 60, les malades mouraient dans les couloirs. Il n'y avait pas de règles pour tester les médicaments; on faisait un peu n'importe quoi, et, schématiquement, au cours de la visite on injectait un milligramme au malade dans la chambre n° 1, dix milligrammes au malade de la chambre n° 2, cent milligrammes au malade de la chambre n° 3, un gramme au malade de la chambre n° 4 et dix grammes au malade de la chambre n° 5. Une démarche totalement non éthique selon les conceptions d'aujourd'hui, mais, à l'époque, tous étaient condamnés à une mort imminente, (dans un délai de quelques semaines).

Jacquillat nous a rapporté que le premier patient est mort de sa leucémie comme si on ne lui avait rien donné, le deuxième et le troisième également. Mais le quatrième... guéri. Quant au cinquième, mort de toxicité.

Jacquillat a donc assisté à la première en France, et même en Europe, d'un leucémique condamné remis sur pied. Et, à dire vrai, ce qui est incroyable, c'est que l'histoire a une suite. Ce quatrième malade, nous l'avons croisé dans le jardin de La Pitié, avec Jacquillat. Vingt ans s'étaient écoulés, il était alors âgé de quarante ans. Le médicament pour traiter la leucémie avait été prescrit à doses quand même trop fortes, donc toxiques pour son cœur. Souffrant d'une lourde insuffisance cardiaque, il venait de subir une transplantation chez Cabrol.

Un miracle, ce patient deux fois passé à deux doigts de la mort...

Avoir vu des malades guérir, la jeune femme dont j'ai parlé puis ce patient qu'on a revu vingt ans plus tard, tout cela donnait un optimisme fou.

Il y a, tout de même, ce diagnostic terrible. Ce mot « cancer », cette longue et douloureuse maladie, si lourde que la plupart des médecins évitent de la nommer.

Le problème du diagnostic est compliqué, quand vous n'avez pas la possibilité de l'associer à un message d'espoir. Dire à quelqu'un : « Vous avez un cœur qui est foutu, mais, ne vous inquiétez pas, j'en ai un de rechange », c'est un marché acceptable. Mais si vous dites : « Vous avez un cancer, c'est trop tard », là, il vaut mieux ne rien dire ou ne pas dire la vérité. Mais, si vous avez une vision dynamique, que vous dites à la personne qu'elle a, certes, un cancer, mais qu'il existe une probabilité de guérison, tout change.

Vous avez toujours eu cette attitude?

Il ne faut pas avoir d'attitude systématique. Il arrive qu'on mente. Hier, j'ai menti à un malade atteint d'un cancer du poumon avec des métastases. Je ne lui ai pas dit que tout espoir était perdu. Quand on sent que le malade ne pourra pas supporter l'idée de sa mort... Il y a des moments où il faut respecter le destin.

De même, il y a des mots à manier avec précaution, par exemple ne pas dire : « cancer du poumon métastatique ». Il y a des mots clés. Si vous savez que, à cause de la clé, le malade va ouvrir une porte pleine de mort, pleine de noir, pleine de tristesse et de désespoir, il ne faut peut-être pas la tourner.

Et puis il y a plein d'autres mots qui vous permettent de donner des clés impossibles à utiliser pour le malade, tout en ayant la franchise nécessaire. Donc je n'ai pas de position systématique. Chacun, face à son malade, dans sa consultation, doit faire comme il le pense.

Quand les patients viennent pour la première fois, vous avez des repères particuliers?

Quand le patient arrive jusque dans notre service, le diagnostic est, en fait, déjà établi, ou presque. Le médecin hospitalier est celui qui va l'annoncer, le dire. Toute la relation réside alors dans le défi qui consiste à faire accepter ce diagnostic. D'autant que, dans notre spécialité, il faut comprendre que la thérapeutique n'est pas simple et qu'elle peut coûter au malade. Parfois, ce sont des chirurgies mutilantes – enlever la langue, un sein, de même avec la chimio ou les rayons.

Quel que soit le mouvement que l'on effectue, on sait que l'on va provoquer une espèce de drame chez le malade. Pour pouvoir faire accepter ces situations relativement difficiles, il faut arriver à séduire, il faut que le malade, finalement, sente comme une part d'amour.

Le mot est exagéré, mais il faut qu'il y ait un lien de confiance. La personne doit se dire que, s'il y a un problème, elle pourra appeler, elle pourra parler. Il n'y a pas de recette.

Enfin, tout dépend à quel moment de leur cancer les malades arrivent chez nous. Maintenant, il est fréquent qu'ils arrivent à un stade où le cancer n'est pas – du moins en apparence – beaucoup diffusé dans le corps. À ce moment-là, il existe une chance théorique tout à fait valable d'être guéri.

Dans cette situation presque euphorique d'un cancer diagnostiqué, disons à temps, on est dans une période plutôt favorable pour créer des liens, car l'histoire commence. Il va y avoir une suite : la surveillance tous les trois mois, tous les six mois, etc. À un moment, les métastases vont apparaître. Mais entre-temps, des liens privilégiés seront établis, très étroits, de confiance, d'amitié, d'estime. On va pouvoir être capable de faire passer tout ce qu'on a besoin de faire passer, c'est-à-dire la radiothérapie, la chimiothérapie, l'Interleukine et tout cela. Mais quand on voit, d'emblée, un malade au stade de métatastases ou – ce qui est encore pis – quand un malade a eu son traitement pour une tumeur primaire dans un autre service et que, pour des raisons variées, il vient chez nous lors de la rechute, là, on n'a pas le temps de créer un rapport de confiance fondé sur la victoire. C'est d'emblée la défaite, la difficulté, l'horreur, bref la situation d'échec. Tout recommence. Le malade a *de nouveau* son cancer qui revient. Il ne comprend pas que ce n'est pas vraiment le même. Il va falloir *de nouveau* qu'il se bagarre. Et alors il faut, en l'espace de vingt minutes, le temps d'une consultation, réussir à créer suffisamment de confiance et d'estime réciproque pour que le malade accepte ces traitements-là. Y parvenir se révèle des plus complexes.

Dès la première fois, vous sentez, entre le patient et vous, la relation exister?

On devine que certains malades ne reviendront pas. On sent quand cela s'est mal passé. Le but est quand même qu'à la fin on puisse leur donner de l'énergie, l'envie de se battre, comme on dit. Mais on n'a pas toujours l'énergie nécessaire. Quand on a vu vingt malades en consultation, le vingtième, il faut réussir à lui donner autant d'énergie qu'au premier. Il serait trop injuste que celui-là, simplement parce que le hasard des consultations a fait qu'il était le vingtième, n'ait pas droit à autant d'énergie que les autres. Ou parce que l'on a mal dormi, ou que l'on a eu un problème avec femme ou enfants.

On se demande à quoi ça tient. A une humeur, à un moment...

Il y a des moments où on n'est pas bon. Vous savez, la porte s'ouvre, cela va durer vingt ou trente minutes, et, pendant cet intervalle de temps, il faut faire une espèce de représentation, de conférence si vous voulez. Faire passer son message ou, au contraire, le rater complètement.

Le malade peut-il vous agacer?

Cela arrive rarement. On est dans un hôpital public, ici, c'est-à-dire que les patients n'achètent rien. Et puis, second élément essentiel, il s'agit de cancer. L'enjeu : la vie ou la mort, ce n'est pas rien.

Ensuite, quand ils viennent en consultation avec moi, ils voient le professeur. C'est une démarche volontaire. Ils attendent beaucoup plus longtemps pour obtenir un rendez-vous à ma consultation qu'à celle d'un de mes collaborateurs, ce qui induit qu'ils ont déjà fait une partie du chemin. Ils se montrent alors rarement agaçants. Ils sont plutôt dans une situation où on est obligé de leur prendre la main et de leur dire : « Battez-vous! Levez-vous! Si vous guérissez, c'est grâce à vous. Moi, je vais vous expliquer comment il faut faire, mais c'est vous qui allez vous bagarrer, c'est vous qui allez faire la chimio. Moi, ce soir, je rentre chez moi, je vois ma femme et mes enfants. C'est vous, ce soir, qui allez rester dans le service. »

Faire passer un message tonique, c'est cela qui est en jeu?

Absolument. S'il n'est pas reçu, c'est-à-dire si le patient est déjà complètement effondré dans sa tête et n'est plus capable de se relever pour se battre, il ne va pas rester chez moi. C'est une des catégories de malades qui ne restent pas.

Il ira où?

Généralement il désespère. Il ne va nulle part. Il ne fait rien. Il attend la mort plus ou moins tranquillement, avec des petits traitements, mais il ne fait pas vraiment ce qui lui aurait donné des chances de guérison éventuelle.

À vous entendre, vous paraissez très sûr de votre thérapeutique. Sûr d'être le meilleur.

Je vais vous dire... J'avoue que jusqu'à ce que Jacquillat tombe malade et que je sois amené à le soigner, c'est vrai, j'avais plein de doutes par rapport aux traitements du cancer. Quand je rentrais chez moi, que je parlais avec ma femme le soir et que je lui racontais... Maintenant, il est vrai, je ne lui raconte plus tellement. Mais j'avais alors des doutes sur ce que j'aurais fait, moi, à la place du patient. Et puis, quand Jacquillat est tombé malade, il y a beaucoup de choses qui ont changé.

J'ai eu deux expériences dans ma vie qui ont été d'une importance capitale. La première, c'est quand j'ai été malade et que je me suis retrouvé hospitalisé pendant six mois alors que j'étais étudiant en médecine. Là, j'ai vu les hôpitaux de l'intérieur, avec ce rapport perpendiculaire : vous couché, et le médecin debout.

La seconde expérience, c'est Jacquillat malade. Là, je me suis aperçu que la blouse blanche que nous nous mettons tous les matins ne nous rend pas invulnérables. Ce sentiment de fragilité nous ouvre complètement ensuite à autrui. Cela peut paraître idiot, mais quand on se retrouve en face de quelqu'un qui a notre âge, qui est bourré de métastases, qui va mourir... lorsqu'on lui demande comment tout a commencé, qu'il nous raconte une histoire si banale... que, normalement, il allait à la selle tous les jours mais que, depuis un mois, les choses étaient un peu moins réglées... Là, on se dit qu'à nous aussi ce type de petits dérèglements arrivent. Puis ce patient nous dit que, de temps en temps, il avait mal à l'estomac. Mais nous aussi, de temps en temps, nous avons mal à l'estomac ! C'est notre propre histoire que les gens nous racontent en permanence. Si nous voulons être capables, ici, de l'autre côté, de résister à cet assaut quotidien, il faut avoir le sentiment qu'entre nous et ce patient, il y a une blouse, un statut de médecin qui nous protègent. Or un jour j'ai vu, avec Jacquillat, que cette blouse ne nous protégeait en rien.

Comment cela s'est-il passé? Il l'a dit tout de suite?

Il l'a dit, enfin pas à tout le monde. Il n'y avait pas de toilettes au rez-de-chaussée, donc il pissait dans le lavabo, comme nous le faisons tous bien souvent dans ce métier. Un jour, dans le lavabo, il a pissé du sang. Alors il m'a appelé tout de suite. Il pensait que c'était la prostate : il est allé faire une échographie de prostate. Rien à la prostate. Le radiologue est remonté dans son auscultation, sans lui dire, avec la sonde, et il a trouvé une énorme tumeur au rein. Après, il le lui a dit, il m'a appelé immédiatement pour me prévenir. Puis Jacquillat me l'a annoncé en revenant : « C'est un cancer du rein. »

J'ai dit : « Attendez, un cancer du rein, s'il n'y a pas de métastases, cela peut être guéri par la chirurgie. On va voir. » Il avait rendez-vous avec le chirurgien qui devait l'opérer. En attendant, comme il y avait trop de monde dans la salle d'attente, il est allé faire une radio des poumons : il avait ce qu'on appelle chez nous un lâcher de ballons, c'est-à-dire des métastases partout, dans les deux poumons, une quarantaine. C'était donc désespéré.

Et pis que tout, parce qu'il y a plein de façons de mourir du cancer, certaines horribles. La mort par insuffisance respiratoire, on cherche de l'air, c'est probablement l'une des formes les plus horribles de mort.

Jacquillat savait tout. Et j'ai vécu ce drame avec lui. Il s'est fait opérer du rein le 9 mai, juste avant l'élection de François Mitterrand, et, après l'opération du rein, il a espéré. Parce que, dans un demi pour cent des cas, après l'intervention sur la tumeur elle-même, dans ce très particulier cancer du rein, les métastases disparaissent, comme s'il y avait un lien entre la tumeur primaire et les métastases. Alors il espérait. Cela n'a pas disparu; pour lui, le calvaire des traitements a commencé.

C'est là que j'ai découvert autre chose : la crédibilité. Jacquillat, qui était un acharné et qui donnait des chimios fortes, très fortes, jusqu'au-boutiste dans ses traitements, quand son tour vint, il fut ainsi qu'il l'avait toujours demandé à ses patients : fort dans son propre traitement jusqu'à la fin.

Jusqu'au-boutiste, quel étrange qualificatif...

Notre démarche est particulière; la cancérologie est une science médicale qui ne peut pas accepter comme satisfaisants les résultats actuels. Nous soignons les malades d'aujourd'hui avec en permanence la volonté d'apprendre pour mieux soigner les malades de demain. Nous obtenons maintenant cinquante pour cent de guérison, cela veut dire que nous avons aussi cinquante pour cent de mort. On ne peut pas s'en contenter. À chaque malade traité, il y a l'idée de recherche; si cela ne peut pas servir à ce malade-ci, au moins que cela serve au prochain. Évidemment, on le fait avec des règles d'éthique très strictes. Mais nous testons, nous testons toujours quelque chose.

Et Jacquillat, malade, a non seulement eu cette crédibilité dans l'intensité des traitements, mais il a en plus tenu son cahier d'observation médicale au jour le jour, notant scrupuleusement ses sensations.

En somme, que cela serve! Si ce n'est au patient, du moins aux autres.

Oui, mais on ne va jamais faire souffrir un malade pour rien, inutilement, sans lui donner une chance de bénéficier d'un nouveau traitement potentiellement efficace. À un certain moment, quand on sait que la science est arrivée au maximum, qu'elle ne peut plus avancer, qu'il n'y a plus d'espoir de guérir avec ses données présentes, il reste les données à venir – soit l'expérimentation.

Ainsi l'on tente de nouvelles choses.

Et Jacquillat a su illustrer la totale congruence entre ses discours et ses actes.

Oui, et en fin de compte, il en a « tiré » de la vie de toutes ses forces, parce qu'il aurait dû mourir beaucoup plus tôt. Si l'on m'avait présenté le dossier de ce malade au moment de son diagnostic, j'aurais pensé qu'il avait de quatre à six mois d'existence maximum, ce qui d'ailleurs correspond à son pronostic au vu de sa radio des poumons. Il est mort trois ans après, d'autre chose. Il est *vraiment* mort d'autre chose. Quand il est tombé malade, il faisait ses traitements à fond, venant tous les jours quelques heures à son bureau. Après, il partait jouer au golf. C'était sa passion. Donc, il voulait être en forme et, tous les jours, il revenait du golf, faisait un très bon repas avec vin, triple café, etc. Ce jour-là, il s'est assis au bureau à 15 heures, en sortant de table, et il a fait une hémorragie cérébrale. Pourtant, concernant le traitement, il avait tout fait – opéré sept fois des poumons puis du cerveau.

Ça valait le coup?

Oui, d'abord pour la qualité de sa vie. Et ce jusqu'au jour de sa mort. Le jour même, il est allé faire neuf trous de golf! C'est cela qu'il aimait.

Et vous? Vous avez été, en quelque sorte, son médecin. Cela a-t-il changé vos relations de patron à élève, avec lui?

C'est une chose que je ne voudrais jamais revivre; c'est un peu comme soigner un parent. Jacquillat, c'était mon maître, au plein sens du terme. C'était horrible parce que c'était une situation de grande impuissance. On aimerait faire plus... Chaque fois que vous le voyez, vous vous dites : « Merde, putain, il va mourir alors que j'aimerais tellement qu'il vive! » Lui, particulièrement.

C'est très insatisfaisant, très bouleversant au sens propre. Il y a des moments où on est mal, où cela ne va pas à l'intérieur de vous. Il y a des regards, il y a des échanges.

Vous faisiez de vraies consultations?

Absolument. Je l'examinais, quoi. Il me disait : « Viens voir. » Moi, j'étais très gêné. Parce que, en plus, il y avait là des contacts physiques, qui n'existaient pas même avec mon propre père. Je ne sais pas comment dire, cette notion de corps... Je le voyais, j'examinais son corps, nu, malade, vomissant, fatigué, épuisé, parfois désespéré.

Je l'ai vécu très difficilement; c'était rentrer dans trop d'intimité pour moi. Quand on est l'élève d'un maître, il y a toujours une prestance, une différence hiérarchique, une distance qui reste, quoi qu'il arrive.

Moi, je me taisais quand il parlait. Jamais on n'aurait pu interrompre un patron de cette génération-là. Je l'appelais « Monsieur ». Or ces marques-là tombaient d'un coup quand il fallait que je l'examine. À un moment donné l'Interleukine – ce traitement d'immunothérapie – paraissait aussi donner des résultats dans le cancer du rein. En 1988, c'étaient les débuts de l'utilisation de l'Interleukine pour le rein. Et Jacquillat, par principe, avait toujours davantage d'attirance pour les nouveautés que pour les choses classiques... Quand il est sorti de l'opération et qu'il a vu que les métastases ne disparaissaient pas, il m'a dit : « Je veux de l'Interleukine. » Mais l'idée de le faire en France l'agaçait, tout le monde aurait été au courant. Il m'a dit : « Démerde-toi, va aux États-Unis, va voir Steve Rosenberg! Démerde-toi pour m'obtenir une place chez lui pour que j'aille me faire soigner là-bas! »

J'y suis allé, j'ai pris ma valise, je suis parti aux États-Unis et j'ai vu Rosenberg. Il a accepté. Jacquillat ne parlait pas l'anglais, il fallait que je l'accompagne. J'ai fait, cet été-là, six fois l'aller et retour entre Paris et Washington. Chargé du service en remplacement du maître, je faisais des navettes perpétuellement. Il se trouvait sous perfusion; sous Interleukine, on est très, très mal, il était très malade. J'étais assis à son côté, il pouvait à peine parler, même demander un jus d'orange lui était difficile. Je demeurais de 8 heures à 21 h 30 près de lui.

Vous aviez une intimité invraisemblable.

Anormale, surtout dans ce rapport classique d'un élève

avec son maître. Mais cela m'a beaucoup appris, j'ai vieilli d'une façon phénoménale.

Quand des gens disaient : « Khayat, il a eu beaucoup de chance », eh bien, vraiment, je ne crois pas que cela soit vrai.

Il y a des moments où vous avez dû vous opposer à lui, en tant que médecin?

Oui, mais quand je me suis opposé, il m'a rarement suivi. Parfois je lui disais que, là, le traitement ne servait à rien, il me rétorquait : « Non, je préfère mourir de toxicité, au moins je ne souffrirai pas. » On meurt en général assez brutalement de toxicité.

Il avait le dernier mot, même dans sa maladie?

Oui, il restait le patron. Je l'examinais, je décidais, mais, en fait, je pense qu'il décidait autant que moi. En cas de désaccord, il l'emportait.

Il vous parlait de votre rôle?

Il y avait des moments particuliers où j'étais son médecin. Il m'appelait, me montrait sa radio. Il fallait que je sois là dans l'instant. Après, c'était fini, on n'en parlait plus. Il n'était plus le malade et je n'étais plus son médecin. On ne parlait plus de sa maladie, on parlait, en revanche, de la mort et de l'avenir. Tout le temps. Il m'a laissé de nombreux messages.

Sur l'avenir du service aussi?

Oui, vous savez, les années 80 ont été marquées par des « guerres d'écoles », comme on les appelle en cancérologie, extrêmement brutales. La question était de savoir qui serait le nouveau leader de la cancérologie française, après Jean Bernard et Maurice Tubiana qui représentaient la génération précédente.

Il y avait la guerre entre radiothérapeutes et chimiothérapeutes, les deux ayant le titre de cancérologues; la guerre entre centres anticancéreux et CHU (centres hospitalo universitaires).

Le cancer de Jacquillat tombait donc au plus mauvais moment?

Sa grande peur, c'était que, après sa mort, ce service devînt une antenne d'un autre grand service.

Alors Jacquillat voulait des garde-fous, pour me protéger, pour protéger son service, pour perpétuer son point de vue sur la cancérologie. Il a demandé à un certain nombre de gens très puissants de veiller au grain après sa mort. Et ces gens-là l'ont très gentiment fait. Ils n'ont cependant pas eu besoin d'intervenir, en fait, le service est encore plus connu aujourd'hui; il marche très, très bien.

Comment s'appelle votre service?

C'est un service d'oncologie médicale. Mais on ne cache pas que c'est de la cancérologie. L'oncologie comprend le dépistage et la prévention par rapport à la cancérologie, c'est un terme plus exhaussif.

Ce terme technique est-il volontaire?

On ne l'a pas décidé, c'est le terme de la spécialité, décidé il y a longtemps. Les cancérologues ont estimé que, dans leur métier, il y avait aussi le dépistage, donc la tumeur encore bénigne.

Aujourd'hui, nous aboutissons à une situation de quadruplement d'activité en deux ans : deux cents pour cent d'augmentation. Si on veut être exact, cela fait cent soixante-seize pour cent d'augmentation de l'activité en deux ans. On est parvenus à un seuil de saturation infernal, aussi formons-nous des confrères pour prescrire des traitements identiques en province.

Vous avez une très longue liste d'attente de patients, comment faire attendre des gens atteints d'une maladie dont la variable temps est essentielle?

Cette liste d'attente concerne surtout un nouveau traitement que nous avons mis au point pour le mélanome malin. C'est vrai, cette gestion est humainement insupportable, mais elle est techniquement très simple : on fait avancer des petites fiches sur un planning.

Il n'y a pas d'autres critères?

Pas de piston, si c'est cela que vous voulez dire. Une fois, il y a eu un piston pour faire passer quelqu'un, une seule fois en trois ans.

Pas forcément le piston, mais des degrés de gravité? Par exemple, plus le cancer est développé, plus vous avancez vite.

Non, parce que lorsque le patient arrive en consultation et qu'il « rentre dans le programme », dès lors une date de début de traitement est fixée. On ne va pas lui dire que, parce qu'il y a un patient plus jeune par exemple, on le repousse encore un peu. C'est sa vie qui est en jeu. Vous savez, le mélanome malin métastatique tue cinquante pour cent des malades en quatre mois.

C'est un nœud humain infernal...

Infernal. La seule solution que l'on ait trouvée pour l'instant, c'est de former des gens.

Pour cela aussi je ne veux plus communiquer sur le mélanome malin maintenant, je ne rends plus service. Communiquer pour donner de l'espoir, c'est bien, mais quand cet espoir, finalement, n'aboutit pas, faute de place, ce n'est pas la peine.

Moi, je suis là pour soigner des gens, pas pour les laisser mourir. Même si parfois je les anesthésie avec le rêve d'une guérison possible, la mort est quand même au bout du chemin pour la plupart d'entre eux.

Avec le traitement du mélanome malin, quels sont les résultats?

Ils sont médiocres; par rapport à autrefois, ils sont sensiblement meilleurs. Avant la découverte de ce protocole-là, y compris avec l'Interleukine, les résultats étaient de vingt-cinq pour cent de chances d'avoir une régression, complète ou partielle, de la ou des tumeurs, quel que soit le traitement. Si, dans ces vingt-cinq pour cent d'efficacité, nous regardons le pourcentage de rémission complète, il était d'environ deux pour cent seulement. Avec le nouveau traitement que nous avons mis au point, nous passons de vingt-cinq pour cent de régression à soixante pour cent et de deux pour cent de rémission complète à quinze, vingt pour cent. Cela reste un pourcentage limité. Mais quand même, dix fois supérieur, nous sommes déjà contents. Quand le risque est pris – de dix pour cent – de mourir *sans* même *avoir été traité*, simplement parce que l'attente pour l'inscription fut trop longue et que, le jour où le traitement devait commencer, le malade est trop mal pour pouvoir le supporter, tout cela constitue un nœud humain impossible, une situation ingérable pour le médecin.

Le médecin doit-il annoncer à cette personne qu'elle ne peut plus prendre ce traitement qu'elle espérait tant?

C'est horrible. Si vous pouvez mentir sur la mort, là, vous êtes obligé de dire l'entière vérité. Vous dites à un patient qu'il va devoir attendre huit semaines, peut-être davantage. Le patient, d'ailleurs, ne comprend pas. Il doit attendre, et en même temps, attendre lui fait perdre des chances.

Arrive-t-il parfois que, lorsque vient son tour, il soit trop tard?

Nous ne leur disons pas. Nous les revoyons en milieu de liste. Si nous voyons que leur cas s'aggrave, nous essayons de leur donner un autre traitement pour lequel il n'y a pas d'attente. Sans doute, cet autre traitement marche-t-il moins bien. Et si, dans l'attente, j'ai été obligé de leur donner l'autre traitement, il est vraisemblable qu'ils n'auront plus jamais d'Interleukine.

Vous ne laissez jamais personne sans traitement?

Non, nous traitons toujours. Encore une fois, c'est la carte d'identité du service, son image. Nous ne sommes pas tournés sur la mort, ni sur l'attente de la mort et du travail autour de la mort. Non, il faut mourir avec l'idée qu'on a encore une chance de guérir.

Quelle que soit la situation?

Quelle qu'elle soit mais sans souffrance inutile. Avec une gestion de la qualité des médicaments et des protocoles qui fait que plus l'espoir est faible, plus les souffrances doivent être faibles.

La question de la souffrance se règle-t-elle facilement?

Si le médecin est proche de ses malades, oui. Il y a des médicaments aujourd'hui qui font que l'on peut calmer toutes les douleurs. Quant aux douleurs morales, les plus difficiles à vivre ne sont pas forcément les plus évidentes. Celle, terrible, qu'apporte la mort, l'imminence de la mort, ne dure généralement pas : la mort est là. Le plus difficile pour les malades, ce sont les petites douleurs morales, avec lesquelles ils vont devoir vivre.

Vous avez tout de même des décès.

Tous les jours. Quand on a un service de cancérologie, on a

de nombreux décès. Il y a des spécialités plus heureuses : l'obstétrique, etc.

Comment supportez-vous cette mort au quotidien?

Elle coûte énormément. J'ai vu plus de gens mourir à mon âge que si j'avais été poilu en 1914, ce qui est absolument anormal à une époque où on ne voit plus la mort : on ne meurt plus beaucoup chez soi, au moins dans les grandes villes. Alors, souvent, nous arrivons à l'âge adulte sans avoir vu à quoi ressemblait la mort.

Moi, je suis israélite, et très croyant, pas dans une vie après la mort. Mais j'ai la conscience tranquille. Je dois, en permanence, avoir la conscience tranquille de m'être efforcé de bien faire.

Lorsque vous avez le sentiment que vous n'avez pas fait ce qu'il fallait, que vous vous êtes trompé, la mort devient insupportable; parfois, d'ailleurs, ce n'est pas vous, c'est souvent un concours de circonstances qui fait que vous aviez dit qu'il fallait faire cela et que cela n'a pas été fait parce que le malade n'était pas bien ce jour-là; un grain de sable qui a enrayé la machine.

Nous, médecins, nous devons essayer d'avoir cette conscience d'avoir fait tout ce qui est en notre pouvoir, seul cela importe.

Y parvient-on? Est-il possible de supporter tout cela?

Je peux vous dire comment on essaie de faire pour que ce soit plus supportable. L'humilité et la conscience tranquille. Mais c'est quand même insupportable, c'est-à-dire que... c'est ma femme qu'il faudrait interviewer, je parle de la mort du matin au soir. L'autre jour, j'ai parlé de la mort à table, et ma fille s'est mise à pleurer.

J'ai le sentiment de ma propre mort, de l'inéluctabilité de la mort de mes enfants, de ma femme, de mes parents, de mes amis. Pour être heureux, il faut oublier que toute vie finit par la mort. Pour pouvoir aimer, pour pouvoir regarder un enfant sans voir un cadavre derrière. Moi, j'ai vu trop de gens mourir, j'ai vu trop d'amis mourrir, j'ai vu trop de malades mourir. J'ai commencé ma formation dans un service où l'on traitait les leucémies des petits enfants. Je n'oublierai jamais ces enfants qui mouraient dans mes bras.

Vous ne mettez pas de barrières pour vous protéger?
Non, parce que mes malades sont mes principaux alliés. Ils aiment ce service, ce que l'on veut en faire, ils participent à sa croissance, à son développement, à son humanisation, ils donnent de l'argent, du bénévolat, des ressources, etc. Le plus élémentaire témoignage de remerciements, c'est quand même d'accepter de les voir, y compris hors du service, de manger à leur table, d'aller passer un dimanche avec les enfants, avec eux ou je ne sais quoi. C'est également une façon de leur dire qu'ils ne vont pas mourir.

Quand vous rentrez chez vous et que la journée est finie?
Elle ne finit pas parce que le téléphone sonne. C'est simple : je rentre chez moi vers 21 heures, je dîne; 21 h 15, le téléphone sonne, jusqu'à 22 heures à peu près; après, cela s'arrête; exceptionnellement, on m'appelle la nuit.

Vous donnez votre numéro de téléphone aux patients?
À la plupart, pas à tous. En tout cas, je suis dans l'annuaire, je suis sur le Minitel.

Pourquoi? Parce que j'ai été malade et que j'aurais aimé, quand je n'étais pas bien chez moi, en rentrant de l'hôpital, pouvoir joindre le médecin qui m'avait soigné. J'ai profondément regretté de ne pas pouvoir le faire.

Votre femme le supporte bien?
Non.

Elle est aussi dans la médecine?

Elle a une formation de pharmacienne, mais elle n'a jamais exercé. Non, elle supporte de moins en moins bien. Mes enfants souffrent en fait que je ne sois jamais là. Quand je rentre, ils sont déjà au lit. Le matin, je les vois cinq minutes.

Surtout, je suis très souvent à l'étranger ou en province. En plus, je ne suis pas là un week-end par mois car je conseille la république de Saint-Martin sur le développement de la cancérologie.

Et si vous regardez mon calepin, c'est fou. Je n'arrête pas de faire des cours ou des conférences et, quand je rentre, il faut que je rattrape mes consultations en retard.

Physiquement, vous arrivez à tenir?

Pour l'instant. Mais j'espère que mes collaborateurs vont bientôt me remplacer. Reste qu'il faut du temps pour en former.

Des gens qui veulent venir travailler ici, il y en a. Je sais que d'octobre 1993 à octobre 2008, toutes les places sont prises pour être chef de clinique chez moi. C'est l'un des services les plus demandés par les jeunes internes.

Vous avez, à l'hôpital, des consultations privées. Cette répartition entre patients publics et privés est-elle compliquée?

Dans mon service, il y a une anomalie : la demande en consultation privée est beaucoup plus importante qu'en consultation publique. Mon problème est d'arriver à convaincre les consultations privées de passer en consultations publiques.

Pourquoi?

Parce que les patients sont persuadés que, comme dans les autres services, s'ils prennent la consultation en public, ce n'est pas moi qui les examinerai. En réalité, je m'en occupe autant. Alors c'est ma secrétaire qui jongle, elle est géniale, elle les bascule du privé au public. Et tous les trois mois, elle me donne la liste, fait le total des mes privés/publics pour ne pas que je dépasse le quota auquel j'ai droit. Et s'il y a trop de secteur privé, elle rebascule pendant un mois tous les patients en secteur public.

La plupart des patients veulent-ils plutôt aller en privé?

Oui, pourtant, ma consultation est plutôt chère. Et l'attente en privé est beaucoup plus longue qu'en public.

Revenons sur la phase d'expérimentation. Quand vous estimez que les traitements ne sont plus efficaces, vous passez, en dernier ressort, à des essais. Des expérimentations, sans garantie aucune. Ce passage est-il clair?

Très clair. C'est le moment le plus exaltant de ce métier, parce que vous entrez dans l'inconnu.

Dans la cancérologie traditionnelle, il y a peu de surprise. La surprise, c'est uniquement de savoir qui va faire partie des soixante pour cent des guéris et qui va être dans les quarante pour cent de morts. Là, on ne peut pas le prédire. Quoique..., avec l'expérience, on a une petite idée. Mais la surprise sur les qualités d'un traitement, nous n'en avons aucune.

Le moment exaltant, c'est quand vous passez à des choses nouvelles. C'est humainement la période la plus difficile – c'est de l'expérimentation. Beaucoup d'interrogations dans les rapports avec le patient surgissent. Que faut-il dire? Qu'est-ce que le malade a le droit de savoir? Ce n'est pas simple, car, pour son bien-être, le patient ne doit pas forcément avoir connaissance de tout. Et puis il y a les relations avec le médecin traitant : celui-ci doit garder suffisamment confiance en vous pour ne pas détourner le malade à ce moment-là, croyant qu'ailleurs il aurait encore un traitement, alors que c'est faux. Il est important de ne jamais être en retard par rapport à ce passage du conventionnel à l'expérimental.

Il n'y a pas de doute?

C'est un moment très particulier et très étroit dans le temps; c'est le moment où non seulement le malade n'a pas réagi aux derniers traitements classiques, mais où en plus sa maladie continue de progresser. Un ou deux mois plus tard, on le revoit, sa maladie est encore en train de progresser. Il a déjà suivi trois ou quatre traitements différents; il arrive à un stade où il ne peut plus rien attendre d'un traitement classique, mais où il est encore en assez bon état général pour recevoir un traitement expérimental.

Car très vite après il devient trop mal en point pour avoir droit à ce traitement. Si je donne un comprimé d'aspirine à un malade qui va très mal, il peut en mourir.

Cela se joue à quelques jours, quelques semaines pendant lesquelles vous êtes encore en situation de proposer quelque chose de nouveau à un malade. Si vous laissez passer ce moment, c'est fini, le malade ne pourra plus rien avoir que des traitements dits palliatifs. Si c'est trop tôt, vous lui faites courir un risque avec des traitements nouveaux alors qu'il aurait existé encore des traitements classiques.

Que dites-vous au patient?

Pratiquement la vérité. Enfin... « pratiquement » fait référence au fait que l'on ne donne pas de chiffres précis en termes d'échéance.

Mais si on vous interroge précisément là-dessus, sur l'échéance, vous répondez?

Si l'on me demande : « Docteur, combien de temps me reste-t-il? », eh bien, là, il faut faire confiance à la qualité de perception du médecin. On arrive à sentir si le malade veut vraiment savoir la vérité ou pas. S'il veut vraiment la vérité, il faut la lui dire, la « vérité vraie ». D'autres fois, il faut rester évasif, mais en lui laissant quand même présager que les choses ne sont pas éternelles, que la situation est aggravée. Et puis il y a la famille qui est là, présente.

J'ai vécu, une fois, le suicide d'un malade, en 1981. Un homme, atteint d'une leucémie, qui en était à sa énième rechute et à qui on avait dit la vérité. Il s'est jeté par la fenêtre, mort. Je comprends son geste et n'y trouve rien d'anormal, même par rapport à ma propre foi. Il serait mort, de toute façon, quelques semaines plus tard dans d'horribles souffrances.

Le suicide n'a rien de choquant dans ces cas-là. Mais, quand même, il faut être sûr qu'il n'y a plus aucun traitement...

Et que peut-on dire alors? On a toujours quelque chose à proposer. « Le traitement que vous venez d'avoir n'a pas marché. Les choses sont en train de progresser un petit peu. La lésion que vous aviez dans le foie a grossi, etc. Moi, je crois qu'il ne serait pas bon de continuer dans cette voie-là, et on peut certainement vous proposer autre chose qui soit probablement plus efficace que ce que vous avez suivi jusqu'à maintenant. Simplement, ce que je vais vous soumettre est relativement nouveau, cela justifie, selon la loi, que je vous explique un certain nombre de choses. »

Puis je présente le traitement. Je dis ce qu'il en est, s'il a été testé chez les animaux, si un certain nombre de malades ont déjà été traités. Quand je dis « un certain nombre », je ne précise pas si c'est deux ou vingt-cinq ou vingt-cinq mille, etc.

La plupart du temps, le malade se retourne et vous questionne : « Et si c'était vous, vous le feriez? » La réponse est : « Oui. » L'expérience que j'ai vécue avec mon patron est une garantie, même pour moi probablement. Et je suis en mesure d'affirmer : « Oui, je crois que c'est ce qu'il faut faire maintenant. De toute façon, si le traitement ne marche pas, je vous promets qu'on l'arrêtera très vite. » Jamais on ne prolongera un traitement inefficace. On l'interrompra également si le patient dit ne pas le supporter.

À condition de parler comme cela. De parler vrai. Parce qu'il n'y a pas de mensonge, il y a une petite omission qui est celle des vrais chiffres, on ne lui révèle pas qu'il est le deuxième malade au monde à le prendre, mon service étant parmi les premiers à avoir les traitements...

Et les comités d'éthique? Leur existence vous paraît-elle pleinement justifiée, et, surtout efficace?

Hier, en rentrant des États-Unis, j'ai eu une réunion avec mes collaborateurs. On aboutit, outre-Atlantique, à une situation où ils ont tellement mis de réglementations financières, éthiques, de protections théoriques de toutes sortes qu'aujourd'hui ce sont de tout petits centres de rien du tout, dans des petites cliniques privées, dans les petits hôpitaux semi-privés, où se font des essais extrêmement pilotes, novateurs.

Le patient accepte-t-il toujours l'essai?

Pratiquement toujours. Quelques-uns disent : « Je veux réfléchir, je veux en discuter plus longuement avec un de vos collaborateurs. »

La phase expérimentale peut durer longtemps?

Elle peut durer très peu de temps, mais, pour commencer un essai thérapeutique, le malade doit avoir au moins deux mois de survie devant lui, au minimum. Donc il y a encore du temps. Si les malades ont la chance que le médicament ou la stratégie testés se mettent à marcher, alors nous n'arrêtons pas, nous n'arrêtons pas un traitement qui marche.

S'il ne marche pas... Eh bien, on leur a promis, très vite, d'évaluer ce que valent cette stratégie ou ce nouveau traitement et, éventuellement, de l'arrêter. Alors il faut faire autre chose. Et puis, si cela ne marche pas, passer alors aux soins palliatifs.

Mais je vous le redis, c'est la partie la plus exaltante de ce métier. C'est le même désir fou que lorsque vous avez dix-sept ans, que vous sortez en boîte et que vous ramenez une fille. Une vraie attente, et, parfois, c'est fabuleux.

Pour les premiers traitements des mélanomes malins, les choses se sont passées ainsi?

Pour l'Interleukine, cela a été extraordinaire. Nous faisions alors deux types d'essais. D'abord, un collaborateur du laboratoire suisse pour lequel nous sommes expérimentateurs vient et me dit qu'il aimerait que nous testions le protocole de Steve Rosenberg, Interleukine et Interféron, dans le mélanome malin métastatique.

Les laboratoires suisses sont terribles. Ils ont des critères d'inclusion et d'exclusion draconiens; vraiment, il faut des patients très particuliers. Ce sont, sans fin, des documents à remplir, chaque fois. Mais nous acceptons, nous lisons le protocole Rosenberg et nous décidons de le faire.

À la même époque, un autre laboratoire, qui est l'autre entreprise pharmaceutique à fabriquer de l'Interleukine, se présente à moi. « Écoutez, on est ennuyés parce que nous sommes bloqués sur l'Interleukine, nous ne savons pas quelle est la façon d'améliorer son efficacité, vous n'auriez pas une idée? » Je réfléchis avec mes collaborateurs, nous étudions toutes les données et, finalement, nous leur proposons d'utiliser Platine, Interleukine, Interféron.

Tout le monde pense que nous sommes fous, même certains de mes collaborateurs – selon eux, les reins des malades ne pourront pas supporter une telle association. Or il se trouve que nous avions récemment fait une étude, avec un collègue de néphrologie, où nous avions vu que la toxicité du Platine sur le rein apparaissait entre le dixième et le quatorzième jour. Et nous savions que la toxicité de l'Interleukine sur le rein était immédiate, et que, dès que nous arrêtions l'Interleukine, le rein redevenait normal. Nous en avons donc déduit : « Si l'on fait le Platine avant, et que l'on profite ensuite de cette fenêtre de dix jours pour faire de l'Interleukine, bref en jouant sur les délais, cela devrait passer. »

J'ai réussi à convainre tous mes collaborateurs, ils ont accepté. Comme nous avions proposé le protocole, nous étions moins sévères dans les critères d'inclusion, et nous avons inclus des malades beaucoup plus atteints.

Pour le premier protocole, nous avons mis neuf malades dans le service en six mois : deux rémissions, c'est-à-dire vingt-cinq pour cent d'efficacité. Dans le second, invraisemblable ! Rémission, rémission, rémission. Vous savez, quand vous êtes à soixante pour cent de rémission, cela fait six sur dix quand même ! Cela a été fabuleux.

Et c'est un vrai plaisir?

Quand vous voyez un malade se lever, aller mieux, c'est fantastique !

On sent que vous croyez toujours qu'on va trouver un médicament plus efficace?

Le jour où on teste pour la première fois un nouveau médicament, quand c'est le premier malade, quand c'est le premier être humain qui reçoit une nouvelle molécule, vous n'imaginez pas... Tout le service est en surexcitation, et très angoissé. On attend. Tous les matins, on se demande : « Alors, que s'est-il passé cette nuit ? » Tout le monde attend. Ce sont des médicaments potentiellement très actifs, mais parfois très toxiques, leur action peut être très violente.

Quand un laboratoire présente une ampoule, une poudre rouge ou un liquide vert, et que les chercheurs nous disent : « Voilà, on l'a testé chez des souris, des chiens, des rats, des cultures de cellules, et on pense que cela peut marcher.

Qu'est-ce que vous nous conseillez? On essaie? On le fait une fois par semaine? Une fois par mois? On commence à un milligramme? à dix milligrammes? On le fait en une heure? en trente minutes? en sirop? en comprimés? en gélules? » C'est exaltant.

Il peut y avoir de mauvaises surprises?
Oui.

Ça se sent tout de suite?
Non, mais on en a eu.

Vous vous êtes déjà dit : « Je n'aurais pas dû tester cette molécule? »
Non, on apprend toujours quand on teste quelque chose, le regard change. Quand on essaie quelque chose sur un malade, on se met subitement à le regarder avec beaucoup plus d'attention. Un malade qui est au bout, qui aurait un mois à vivre, on ne va pas l'embêter. On le voit en consultation, on lui parle au téléphone, mais on ne va pas lui faire des échographies, des prises de sang tous les trois jours puisqu'il va mourir... On est arrivé au bout, cela suffit. Il faut calmer les douleurs, calmer les angoisses, aider à voir la mort venir. Même si nous sommes jusqu'au-boutistes, nous ne faisons pas d'acharnement thérapeutique. Or le malade qui, lui, pendant ces deux derniers mois de sa vie, est sous essai thérapeutique, on va le regarder, on va faire des échographies, des prises de sang, des études, tout va être expertisé, évalué de façon extrêmement précise. Eh bien cette expertise – cette évaluation que nous faisons – nous apprend énormément sur le cancer.

Mais c'est vrai, malheureusement, moins d'un médicament sur vingt se révèle efficace en cancérologie.

C'est cela la proportion?
Oui, c'est cela. À peine un sur vingt.

L'expérimentation conduit à une attention redoublée. Mais est-il clair pour le patient qu'il est engagé dans une aventure collective? Même si, pour lui, c'est trop tard...

On ne le dit pas comme cela. Il y a des malades qui nous confirment : « Moi, j'ai compris, j'ai fini, etc. Si vous voulez tester quelque chose, je suis preneur. »

Mais la plupart ne disent rien et nous non plus. L'intérêt collectif est impalpable. Il n'y a pas de vocation à donner son corps, de son vivant, pour la science. En revanche, cette notion d'« intérêt collectif » existe, mais elle est extrêmement difficile, même si elle apparaît fondamentale à faire comprendre aux médecins, aux externes, aux internes du service.

Souvent, les jeunes médecins dans un service tel que le nôtre sont surpris, choqués même, nous demandant pourquoi nous ne laissons pas tranquilles certains patients. Il faut leur expliquer.

D'un aspect individuel, d'une relation en tête à tête d'un patient et de son médecin, on passe à un aspect collectif dans cette aventure.

Absolument.

Un collectif qui, au bout du compte, repose sur quoi?

Sur le droit à l'espoir. On discute actuellement du droit à la mort et du droit à la vie. La cancérologie a autre chose à faire que de disserter sur la mort ou sur la vie. D'abord, droit à la vie ne se discute pas : il existe.

Quant au droit à la mort, c'est tout aussi ridicule d'en parler. La mort est là, au bout de toute chose, elle est au bout de ce qui s'appelle « cancer ». Il n'y a pas de droit à la mort, il y a un droit à la qualité de la mort, mais pas un droit à la mort.

En revanche, il y a un autre droit qui, lui, n'est pas fondamental. Il n'est pas inné, ce droit-là, il dépend de la qualité des rapports avec son médecin, de la qualité des rapports avec son entourage, il s'agit du droit à l'espoir. Le droit à un petit peu d'optimisme. Et ce droit est compliqué – il est lié aussi, je pense, à la notion de « sacrifice pour le bien collectif ». C'est une vertu suprême de charité que de donner son propre corps, sa propre vie. C'est ce droit à l'espoir, ce droit à la dose d'optimisme qui comprend également un droit, peut-être non dit, au sacrifice pour autrui que je défends. Moi, si on devait me dire un jour : de quoi avez-vous envie de parler? Je crois que c'est de ce droit à l'espoir.

La plupart de vos malades meurent ici, à l'hôpital?
Très peu, il n'y a pas de lits.

C'est mieux ainsi?
Non, moi, je voudrais avoir des lits pour garder mes malades jusqu'au bout. Mais on est à un tel degré de saturation! La durée moyenne de séjour en cancérologie est de 14 jours à l'Assistance publique. Elle est, chez moi, de 3,1 jours. Ça veut dire que les malades ne restent pas, ils ont leur chimio, ils repartent, et ainsi de suite.

La douleur n'est-elle pas un obstacle aux essais?
On peut, même dans le cadre des essais, soulager la douleur, il n'est pas question de jouer sur cela. Le patient a toujours droit à tous les calmants nécessaires.

N'y a-t-il jamais de contradictions?
Non, et s'il y en avait une, c'est le médicament nouveau qui serait arrêté, pas le calmant. Il y a toujours une clause qui s'appelle le *patient's will*, le « souhait du patient ». Il peut stopper l'essai quand il le veut et être soigné par la même équipe aussi bien qu'avant.

On sent que vous êtes possédé par le progrès thérapeutique, avec, toujours, l'objectif d'améliorer les chances de survie. Aimez-vous pour autant le temps de l'auscultation, ce moment anormal où vous touchez l'intimité de quelqu'un d'autre ?

Plusieurs choses, cela aussi m'a été appris par Jacquillat. En cancérologie, dès les premières minutes avec le malade, on devine, parce que le cancer est très peu clinique ; ce sont les examens qui nous informent – les scanners, les examens de sang, etc.

Ces quelque dix minutes que dure l'auscultation au stéthoscope sur les vingt minutes d'une consultation, il faut alors en profiter pour faire autre chose. C'est un moment pendant lequel on peut réfléchir. Avant Jacquillat, je ne comprenais pas pourquoi il auscultait longuement les malades au stéthoscope. Un jour où nous avions vu un malade tous les deux, je lui ai demandé : « Mais pourquoi l'avez-vous ausculté? » Il m'a répondu : « Mais... pendant que je l'auscultais, je pouvais réfléchir. » C'est vrai que, pendant ces quelques minutes, on peut vraiment penser à ce qu'on va dire au malade, à la façon dont on va lui présenter les choses. On récapitule un peu.

L'intimité avec le corps de l'autre, cette intrusion souvent brutale, est-elle délicate, difficile à vivre?

Moi, cette intimité ne me gêne pas du tout. Le contact avec le corps nu, avec le corps malade, ne me pose aucun problème. C'est vrai qu'en plus, avec le cancer du sein, j'ai beaucoup de patientes. Elles peuvent être séductrices. Mais je ne sais pas si le mot est juste. Je crois que l'accès à la nudité, au corps, au corps malade, c'est aussi la démonstration de la confiance que nous donne le patient. C'est indispensable, des deux côtés. Il faut que le malade ait l'impression que nous maîtrisons son corps, que nous savons le palper, qu'il sente nos mains.

Il y a deux phases distinctes dans une consultation?

Trois phases. Au départ, le médecin face à son patient, puis l'examen clinique, enfin le retour au bureau.

Distance, proximité, distance...

Oui, et avec une grande interrogation. S'est-il passé quelque chose avec le patient? Cela a-t-il pris ou pas? Si cela a pris, est-ce dans les deux sens? Le malade a investi le médecin de sa confiance, il l'a vu, il existe, etc. En même temps, il s'est, lui, dévêtu, alors que le médecin est resté habillé; l'un s'est couché, alors que l'autre est resté debout; le médecin a eu le droit de mettre ses mains sur lui (ou sur elle), de palper, de sentir, de regarder, d'écouter – c'est un droit limité au seul docteur. Bref, il s'est passé quelque chose de peu banal.

Après, ils retournent chacun s'asseoir à leur place. Ce sont deux autres personnes qui s'assoient. Jacquillat avait raison : au moment de l'auscultation, on a quelques minutes pour essayer de mettre tout cela au clair. La personne revient, il n'y a plus rien à lui écrire, il faut le regarder dans les yeux, et lui annoncer : « Voilà, écoutez, je crois que vous avez ceci, voilà à quoi cela correspond, il faut que vous sachiez que les enjeux sont ceci, que les traitements font appel à cela, alors, moi, je vous conseille de faire comme ça mais, si vous voulez prendre un autre avis, vous pouvez naturellement disposer de votre dossier. Si vous avez des questions, je suis à votre disposition. »

Alors le malade commence... Mais la deuxième partie n'est plus la même que la première. Entre-temps, un rapport presque sensuel s'est établi. Un rapport privilégié, à part. Privilégié au sens où peu de gens ont accès à la nudité et au toucher de la nudité. Moi, je me souviens que, quand – gosse – j'étais malade, le médecin de famille venait à la maison, sa main rassurante qui se posait sur mon ventre, ce n'était pas rien. Ce contact physique quand le médecin me regardait de près, que je sentais son haleine, son odeur, c'était très important.

Je vais vous raconter quelque chose. Hier après-midi, un malade s'est effondré, en pleurs. Ses deux filles l'accompagnaient. Il n'a pas soufflé mot, rien. Depuis plusieurs jours, il était en procédure de diagnostic. Hier, je l'ai pris en urgence en revenant des États-Unis parce qu'il n'en pouvait plus. Toujours silencieux, c'étaient les filles qui parlaient, tout de même il répondait juste aux questions. À la fin, je lui ai annoncé : « Passez à côté, je vais vous examiner. » À peine là-bas, je sentis qu'il ne se révélait pas. Je lui ai tapé sur l'épaule. Il était déshabillé, et je l'ai touché, je lui ai caressé un petit peu l'épaule. « Alors, qu'est-ce qui vous arrive? Pourquoi ne parlez-vous pas? »

Paf! des larmes! Il avait raison de pleurer, il va mourir. Je comprends. Je ne le lui ai pas dit. Il n'avait jamais pleuré devant ses enfants, ni devant sa femme. Là, subitement... Quand je suis revenu, une de ses filles m'a demandé : « Je vous en supplie, donnez-lui un Kleenex, qu'on ne le voit pas avec des larmes. » Dans ce contexte-là, il était honteux que le père pleure. Je me suis relevé, j'ai été lui donner un mouchoir pour qu'il puisse essuyer ses larmes.

Comme s'il n'avait jamais pleuré. Alors qu'on avait tous entendu ses sanglots.

Mais, ces choses-là, il n'y a que les médecins qui y ont droit.

Vous arrive-t-il de craquer?

Oh oui! On ne peut pas faire ce métier sans s'effondrer. Et vous vous effondrez de diverses manières.

C'est-à-dire?

Eh bien, vous pouvez croire que vous avez un cancer, il n'y a pas plus hypocondriaque que les cancérologues. Par exemple, quand on a eu cette poussée d'intérêt sur le mélanome, tout le monde s'est mis à en parler, et tout le monde dans le service s'est mis à chercher des grains de beauté sur lui. Parce qu'il n'y a rien de plus anodin en apparence qu'un mélanome malin. Ce n'est pas une boule, c'est un grain de beauté apparemment comme les autres. On s'en est tous fait retirer plein, depuis deux ans. Mais pour l'un d'entre nous, c'était un mélanome malin. Un vrai. On l'a guéri parce qu'il a été pris à temps.

Il y a d'autres façons de craquer. Parmi elles, le divorce. Les taux de séparation sont extraordinaires autour de moi. Cela a failli m'arriver à une ou deux reprises déjà. Oui, c'est vrai qu'on craque.

Et la mort de Jacquillat, où a-t-elle eu lieu? Ici?

Dans ce bureau. En fait, je n'étais pas là ce jour-là, puisqu'il m'envoyait partout. Je changeais de valise, on m'apportait pratiquement une nouvelle valise à l'aéroport, je reprenais l'avion suivant.

Ce jour-là, j'étais en Afrique du Sud pour une conférence sur le mélanome. J'avais un dîner officiel. Je suis sorti du dîner vers 21 h 30, 22 heures. Je suis rentré dans ma chambre, une lumière rouge clignotait sur le téléphone indiquant qu'il y avait un message urgent. J'ai appelé une collaboratrice qui m'a annoncé : « Jacquillat est dans le coma, il a fait une hémorragie cérébrale. » J'ai passé la nuit à essayer de trouver un billet d'avion pour le lendemain et, très tôt le matin, j'ai fait Capetown-Johannesburg, puis Johannesburg-Londres, puis Londres-Paris. Je suis arrivé vingt-quatre heures plus tard, et il est mort une heure après mon arrivée à Paris. Il était intubé, ventilé, dans le coma.

Ce service devait être très différent, à sa mort et pendant sa maladie...

Oui. D'abord, il y a un service en deuil. Et un service en deuil, c'est un service qui ne va pas bien, un service qui soigne moins bien. Ce n'était pas bon. Comment remobiliser tout le monde? Il fallait pourtant laisser ce deuil se faire, mais le limiter pour qu'il s'exprime le moins longtemps possible. Et puis je ne devais pas apparaître comme l'enfant parricide qui tuait l'image que tout le monde voulait garder du père. Parce que, finalement, on aurait pu transformer ce service en une espèce de mausolée avec des photos de Jacquillat, des bandeaux noirs partout sur les murs. J'ai laissé faire pendant quelques jours, et stop.

Jacquillat n'aurait pas voulu cela, ce n'est pas notre mission. Nous sommes dans un service public, et un médecin est ce qu'il est seulement parce qu'il soigne des malades. Sinon, il n'est plus rien. Moi, quand je rentre chez moi, je suis un homme comme tout le monde.

Mais ce sont seulement des mots, en réalité, la démobilisation a été totale. Vraiment, la pire des expériences que j'aie connues dans ma vie, pis que de soigner Jacquillat. Pendant des semaines, le personnel n'a pas supporté que je puisse rentrer dans le bureau du patron. J'étais pourtant le patron, il fallait que ce service soit dirigé de nouveau, qu'il se remobilise pour soigner ceux qui nous avaient confié leur vie.

Pour vous, c'était clair.

Oui, si je suis là, si nous sommes là, c'est pour faire quelque chose. Si nous sommes là, ce n'est pas parce que nous nous aimons, nous; ce n'est pas parce que nous avons des rapports sexuels. Je ne couche ni avec ma secrétaire ni avec aucune de mes collaboratrices. J'aime dix fois plus mes enfants et ma femme, et, éventuellement, je préfère faire une partie de golf, faire une bonne bouffe ou boire une bonne bouteille plutôt que d'être ici, assis dans ce bureau. Si nous sommes là, c'est parce que nous avons une mission à remplir. Cette mission, qui plus est, est très importante. Nous sommes là pour la vie ou la mort des gens. Nous manipulons des médicaments, des sentiments très dangereux, des choses que nous ne pouvons utiliser avec incertitude.

Il faut toujours nous tenir au courant, il faut faire partie de ceux qui *vont* faire évoluer loin, plus vite. Être fier de ce service, c'est cela que j'ai voulu faire passer comme message pour sortir de ce deuil.

Mais vous aussi, vous avez dû faire ce deuil.

Moi, le deuil de mon patron, je l'avais déjà fait – j'étais son médecin, son cancérologue. Un cancérologue, quand il voit rentrer le malade au bout de quelques minutes, il sait déjà ce qu'il doit faire. Il sait quelle est la chance, quelle est la probabilité que le malade vive tant de temps. Qui va vivre, qui ne va pas vivre. Jacquillat était trop intelligent et trop bon cancérologue pour ne pas savoir qu'il allait mourir rapidement. Nous avions fait, lui et moi, notre deuil de lui, de lui en tant que corps. Reste son œuvre, le souvenir de sa personnalité.

Mais c'est vrai que, d'un coup, je n'ai plus eu personne audessus de moi, plus personne pour me dire si j'ai joué juste ou faux. Je n'ai plus personne qui me punit si je fais une connerie. C'est cela qui différencie le jeune du vieux. Je joue sans filet. C'est fini.

En avez-vous parlé avec Jacquillat? Avez-vous parlé avec lui de sa disparition?

On a parlé de tout, de sa mort très souvent. Il était très grand catholique, très croyant, très pratiquant. Il m'avait fait promettre que je ferais ce qu'il fallait pour ne pas qu'il souffre, parce que l'idée de mourir en manquant d'air lui était insupportable. On avait parlé de sa mort. Techniquement, même. Donc, cette mort, je l'avais souvent vécue avant, et je n'ai pas eu à en faire mon deuil.

J'ai eu à faire mon deuil de mon temps libre, de ma jeunesse.

2

RONY BRAUMAN

Rony Brauman, l'anti-Kouchner de la médecine humanitaire? À première vue, on pourrait le croire, tant ces personnalités sont opposées. L'actuel président de Médecins sans frontières est discret, posé, guère enclin à rechercher à tous crins la présence des caméras. Plus jeune, la quarantaine, il n'évolue pas dans les cercles en vue de la politique. Pourtant, il aime à se qualifier de « militant ».

Militant de quoi? Souvent, sa réflexion pointe les « ambiguïtés du tout humanitaire ». Ainsi, rien ne le met plus en colère que les slogans habituels sur le thème : « Toutes les victimes sont semblables. » Et rien ne le choque plus que l'aide humanitaire effectuée sans réflexion sur le contexte dans lequel elle se déroule. Sa hantise est de succomber à « la politique du moindre mal ». Reste que Rony Brauman a beau ne pas ressembler à son frère aîné, il n'en est pas moins également un *french doctor.* Après une formation en épidémiologie et en pathologie tropicale, il a pratiqué longuement la médecine, aussi bien dans des hôpitaux d'Afrique que dans des camps de réfugiés en Asie, avant de prendre la direction de MSF.

Au début de notre entretien, Rony Brauman se disait sceptique sur les liens existant entre les questions posées au *french doctor* et celles posées au médecin français *lambda.* Il pense, d'une certaine manière, à l'opposé de ce que l'on aurait pu attendre de lui; on aurait pu le croire dans l'urgence du geste médical qui sauve, ou du moins dans la valorisation du rôle du médecin. Et voilà qu'il répond qu'il faut se méfier de lui, que la médecine n'est pas seulement une expertise et que bien des problèmes résident dans l'immobilisme d'une médecine enfermée dans sa seule logique d'expertise.

De fait, Rony Brauman est un guerrier qui a choisi les habits de la médecine pour se battre. D'une certaine façon, il nous dit que la santé est quelque chose de bien trop important pour qu'on la laisse aux seules mains des médecins.

Vous revenez de Sarajevo?

Oui, je suis allé voir comment se passait concrètement la mission de la section néerlandaise de MSF à Sarajevo, comment ils s'organisent dans cet environnement, si particulier, de guerre dans un pays développé.

Quels sont les représentants de MSF, à Sarajevo, et combient sont-ils?

Deux personnes seulement, avec une équipe locale assez importante, composée pour l'essentiel d'étudiants. Ils ont entre dix-huit et vingt-quatre ans.

Ils vivent en circuit fermé?

Un peu, ils arrivent le matin dans le hangar ou à leur bureau; ils font des incursions quotidiennes à l'hôpital, dans des dispensaires. Mais ils ont des circuits relativement fermés : ils parlent technique, pratique, livraisons, demandes, adaptation du matériel, et puis ils rentrent. Ils s'en rendent compte, d'ailleurs, mais ont du mal à s'échapper. J'ai essayé de les y aider. C'est l'un de mes objectifs, chaque fois que je vais sur le terrain : casser un peu la bulle médicale dans laquelle, presque naturellement, les gens s'enferment.

Oui, mais c'est quand même leur mission de fournir cette aide médicale?

Bien sûr, seulement il n'y a pas d'aide humanitaire totalement plaquée. Elle s'inscrit dans un cadre, une culture, un paysage. Le problème est rarement le travail médical, pour lequel MSF fournit un appui constant. Le problème, c'est d'ouvrir les fenêtres. Souvent, j'encourage les équipes à laisser tomber le boulot de temps en temps, sauf urgence, évidemment, simplement pour musarder. Il faut voir les gens avec lesquels on travaille, non pas seulement comme des « ayants droit » à l'aide humanitaire, mais aussi en tant que personnes vivant activement leur vie. C'est le grand problème de l'aide cette vision réductrice des sociétés, cette sorte de biologisation de l'individu qui est en jeu à travers une vision excessivement humanitaire.

Oui, mais vous êtes là pour soigner, non pas en déplacement pour faire de l'ethnologie.

Absolument, mais on a tendance à oublier que les gens ne sont pas que des patients. Ils construisent leur vie, ils en sont les acteurs, ils ne sont pas simplement l'objet de notre préoccupation et de notre sollicitude. Or c'est ce travers que l'on retrouve dans la vision « humanitariste ». Je m'explique : la « morale de l'urgence », qui ne veut connaître que des victimes et l'aide concrète à leur apporter, a triomphé, avec le succès de l'humanitaire ; « Il n'y a pas de bons et de mauvais blessés » est son slogan, qui avait sa raison d'être aux temps révolus du tout-politique. Et elle garde toute sa force dans le domaine strict de l'action. Parfaitement valide dans ce cas, elle est catastrophique lorsqu'elle déborde de ses limites. Une telle démarche nous aurait amenés, par exemple, pendant la guerre d'Espagne, à ne considérer ce conflit que sous l'angle des violations des droits de l'homme et, donc, à rejeter dos à dos républicains et fascistes, puisque tous étaient coupables d'exactions. On aurait dit : « Portons un secours immédiat aux victimes de ces combats dont les enjeux les dépassent. »

« Les enjeux les dépassent », voilà une phrase révélatrice. J'ai mis des années à l'éliminer des documents de MSF, cette phrase. « Victimes de combats dont les enjeux les dépassent. » C'est terrible, on ôte son sens à la souffrance, et on ne voit que la blessure, la maladie, la mort indifférenciée. Il est grave qu'aujourd'hui cette vision humanitaire, cette « éthique indolore » remplisse tout l'espace et se substitue à l'exigence de compréhension historique, politique du monde. C'est bien ce qui se passe au sujet du conflit bosniaque.

Regarder le monde à travers les lunettes du médecin n'est donc pas la bonne manière, en somme.

Absolument, ce regard nous emporte ou nous subjugue; il nous prive de toute possibilité de compréhension. Il n'y a plus le juste et l'injuste, ce qu'il faut faire et ce qu'il ne faut pas faire. Il y a le bien et le mal.

Vous combattez la toute-puissance médicale?

Je combats la toute-puissance de l'expertise dans mon domaine, c'est-à-dire de la médecine. Et ce combat, il faut aussi le mener chez nous. Dans une organisation comme MSF, qui a la particularité de s'être lancée très vite dans un effort de rigueur de l'action, dans la construction d'un outil efficace, le problème est de rappeler qu'un outil n'est jamais neutre et qu'il peut s'émanciper de la volonté initiale de son fabricant. Il faut alors le rattraper. Surtout quand il s'agit de techniques du collectif. Parce que, finalement, la santé publique, qu'est-ce que c'est? C'est une ingénierie sociale, une technique du collectif qui finit par poser autant de problèmes éthiques qu'elle prétend en résoudre.

On vous sent parfois plus militant que médecin?

Je veux bien me définir comme militant dans la mesure où j'ai des idées et des objectifs généraux que j'essaie de traduire ensuite dans la pratique. Et puis je suis militant parce que je n'hésite pas, de temps en temps, à utiliser des arguments excessifs, outranciers. Je reconnais que j'ai ce côté excessif du militant.

Comment se produit le passage du médecin au militant?

Attendez, il n'y a pas de confusion ni de mélange des deux. Le médecin doit être totalement médecin quand il est dans sa consultation, seul, en tête à tête avec son patient. Quand il est face à une personne venue pour lui demander un soin, il n'a rien d'autre à faire que ce qu'on attend de lui : soigner.

Il est soit médecin, soit expert ou militant, mais il ne doit pas être les deux. Nous n'avons pas à poser un regard de médecin sur la collectivité.

Quand on passe au collectif, cela ne doit plus être sous la casquette du médecin?

Non, il faut alors retirer sa casquette de médecin.

Vous avez quand même été médecin pendant longtemps?

Oui.

Alors comment passe-t-on d'une relation à l'autre?

Moi, je suis parti sur un malentendu. J'ai commencé à m'orienter vers la médecine humanitaire après le militantisme. Lorsque je militais à la Gauche prolétarienne, l'une des idées clés du mouvement était que c'était dans le tiers-monde que se trouvait le véritable prolétariat, celui qui allait prendre en charge le mouvement de l'Histoire, assurer le triomphe de la justice. Ces fantasmes sur le tiers-monde m'ont quitté, mais ils m'ont laissé une profonde curiosité que j'ai voulu satisfaire, après cette période de fureur idéologique. C'est ce qui m'a poussé à terminer mes études de médecine et à partir.

L'étiquette de médecin, était-ce un viatique pour voyager?
Oui et non car j'aimais ça. La pratique médicale m'intéressait. Je n'ai pas fait médecine par hasard, mais par vocation. Je m'entretenais, je lisais, je pratiquais beaucoup. Et j'ai été passionné par ce que j'ai fait en Afrique lors de ma première expérience. C'était au Bénin. Un rêve de médecin. Je faisais de la chirurgie, du labo, de la médecine tropicale. La pathologie tropicale est très riche au Bénin.

Que faisiez-vous?
J'étais médecin-chef de l'hôpital (par intérim), donc j'avais aussi un petit rôle d'organisation. Je travaillais comme une bête de somme, je ne me posais pas de question.

Et après? Pourquoi cela n'a-t-il pas duré?
Cette mission était limitée, le médecin responsable, que je remplaçais, est revenu. Mais j'ai continué pendant plusieurs années. Je suis parti à Djibouti puis j'ai rejoint MSF, où j'ai poursuivi cette activité de terrain à plein temps. Cela a représenté trois ou quatre ans de pratique intensive. J'ai fait des missions en Thaïlande, en Malaisie, en Indonésie, dans des camps de réfugiés. Il y avait les boat-people qui arrivaient en Malaisie, en Indonésie, où je suis allé monter des missions. J'ai commencé à faire des missions exploratoires – ce sont des évaluations de situations dans lesquelles on pense qu'il y a quelque chose à faire : un exode, une guerre par exemple.

Vous arrivez donc dans des situations de catastrophe et vous vous dites : « Qu'est-ce qu'on peut faire? »
C'est ça. À l'époque, on arrivait les mains dans les poches. Seul ou à deux. J'avais commencé avec Claude Malhuret (aujourd'hui député-maire UDF de Vichy). C'est passionnant, parce qu'il faut balayer l'ensemble des problèmes auxquels on va être confrontés, c'est-à-dire aussi bien les relations avec les autorités que les canaux d'acheminement, la

logistique, mais d'abord, et surtout, l'évaluation du problème. Combien de réfugiés ou de sinistrés y a-t-il? Dans quelles conditions et à quel rythme arrivent-ils? Quelles sont les priorités du point de vue médico-sanitaire : nutrition, menaces d'épidémie, approvisionnement en eau, etc.? Où et comment va-t-on disposer les installations? Comment est-ce perçu par la population et les autorités?

Ces missions exploratoires se déroulent toujours du côté des guérillas?

Non, il y a les guérillas et les camps de réfugiés. C'étaient les deux principaux chapitres de notre action. Mais les camps de réfugiés, ça va assez vite – le problème posé est relativement simple de notre point de vue. Il y a les Nations unies qui sont là, on a des interlocuteurs assez facilement accessibles. Il y a un minimum d'infrastructures, et, peu à peu, des automatismes se sont créés. Listes de médicaments et de matériel, canaux d'acheminement, interlocuteurs privilégiés qui se répétaient d'un pays à l'autre. Donc, avec l'expérience, la rapidité et l'efficacité se sont énormément améliorées. Alors que les guérillas, c'est toujours nouveau. Et, à dire vrai, c'était parfois un grand plaisir. Moi, j'aime beaucoup parler politique avec un guérillero érythréen, avec un guérillero salvadorien, avec un guérillero tchadien, angolais.

Avec eux, vous étiez quoi? Médecin, sympathisant?

Aucune confusion des rôles. J'étais médecin, représentant de Médecins sans frontières. Simplement, j'étais médecin *et* j'étais complice, pas au sens policier, mais au sens intellectuel du terme. Complice parce que, par tempérament, je me trouve plus proche de celui qui se bat dans un maquis que de celui qui se protège dans la capitale.

Dans ces situations-là, vos repères étaient de quel ordre?

Mes sympathies étaient purement affectives, et je ne me

faisais aucune illusion. Je savais très bien qu'une fois arrivé au pouvoir ce rebelle risquait de devenir un dictateur. Mais j'avais une idée claire de mon rôle. J'avais un travail : voir s'il était possible, s'il était souhaitable de mettre en place une antenne médicale ou chirurgicale, que ce soit à Beyrouth, dans les montagnes du Salvador ou à la frontière de l'Éthiopie, etc.

Quels sont les critères pour les installations d'antennes?
Le premier critère est le nombre de malades ou de blessés, c'est-à-dire le besoin médical objectif. Le second, c'est la possibilité pratique de réaliser une mission qui tienne debout du point de vue des résultats, et qui soit acceptable du point de vue de la sécurité. Dans une situation de crise, de guerre, le niveau d'alerte est donné par la mortalité, elle-même estimée par sondage ou par comptage, c'est-à-dire par la visite des cimetières. S'il y a plus de deux morts par dix mille habitants et par jour, alors il s'agit d'une véritable urgence.

Quand il y en a entre un et deux pour dix mille et par jour, c'est une urgence moyenne, et quand il y en a moins de un, il faut voir. Cela ne veut pas dire qu'on ne va pas intervenir – il y a toujours des risques épidémiques; mais c'est, disons, plus détendu comme approche.

Vous avez des exemples?
A Baidoa, en Somalie, l'épicentre de la famine en 1992, la mortalité est montée jusqu'à soixante-dix par dix mille et par jour. Monstrueux. Dans les camps kurdes au moment de l'exode après la guerre du Koweït, la mortalité était d'environ dix pour dix mille et par jour. Ainsi se met en place une sorte d'indicateur, un compteur d'urgence qui permet d'évaluer, à l'œil nu, une situation. Plus simplement encore, il n'y a pas de situation de famine, de disette, sauf exception, si l'on ne voit pas, dans la rue, sur les

pistes, des gens souffrant manifestement de malnutrition. Y en a-t-il beaucoup, quelques-uns, voire si peu qu'il faut aller dans les cases, dans les maisons pour les noter? On peut dire qu'il y a probablement plus de dix pour cent de malnutrition, c'est-à-dire qu'il s'agit d'une situation grave et urgente, si on en a vu autour d'une dizaine dans un village. On peut en déduire rapidement vers quelles priorités il faut s'orienter.

Est-ce un peu comme l'établissement d'un diagnostic, pour un médecin, face à son unique patient?
Il y a un peu de ça, mais l'art médical est plus compliqué, je crois. Dans ces missions, on doit analyser le visible en partant du postulat que, quand on ne voit rien, c'est qu'il ne se passe pas grand-chose. Sauf circonstances politiques particulières qui exigent, elles, du flair.

La responsabilité est énorme...
Tout à fait. Mais, généralement, une mission exploratoire, dans neuf cas sur dix, débouche sur une mission opérationnelle. Ce qui est peut-être trop.

On se trompe plutôt dans l'excès?
Oui, c'est-à-dire que, dans le doute, on intervient, se disant qu'il sera toujours temps de plier bagage.

Une mission exploratoire ne peut jamais faire de mal...
Non, une mission exploratoire ne fait pas de mal. C'est une première tentative. Le seul véritable risque, c'est que la mise en place de cette mission empêche la réalisation d'une autre, celle-là plus urgente.

Et l'argent est une donnée importante?
Oui, bien sûr, mais nous avons la chance de connaître depuis longtemps une progression équilibrée de nos capacités

opérationnelles et de nos capacités d'intervention sur le plan financier.

C'est-à-dire?

Nos capacités opérationnelles ne se résument pas à nos moyens financiers. En plus de l'argent, elles dépendent de nos capacités de recrutement, du suivi de la mission par l'équipe du siège, et du soutien logistique. Ça, ce sont nos moyens, toujours limités mais en croissance régulière et rapide depuis des années. Pour intervenir, il faut aussi des interlocuteurs sur le terrain car on ne travaille pas dans le vide. Plaisants ou déplaisants, ces partenaires sont là, et on en a besoin pour le choix des lieux d'implantation, pour l'organisation du travail et aussi par respect pour les gens avec lesquels on va travailler. C'est à eux que l'on rend d'abord compte, dans une certaine mesure, de nos missions exploratoires. On revient et on leur dit : « Voilà quel est mon constat, mon diagnostic. Je pense qu'il y a telle et telle priorité. » Ce n'est pas forcément leur avis. Souvent, dans une guérilla, le chef attend qu'on lui propose une sorte de médecine aux armées; il attend que l'on soigne les combattants, que l'on progresse avec eux, etc. Ailleurs, on va nous demander de développer une structure de santé qui puisse servir d'objet de propagande, avec des exigences de visibilité. Donc, il faut discuter.

Avez-vous des exemples de ce type de dialogue?

Oui, de très nombreux. L'année dernière, j'étais en Birmanie, dans les maquis karens. La guérilla karen avait mis en place un système de soins de santé primaires. Lors de ma mission, j'avais visité une vallée fluviale, enfin, un gros cours d'eau que l'on avait descendu en pirogue. On s'arrêtait dans tous les villages, à peu près un par jour pendant une douzaine de jours. Très vite, j'ai rencontré d'importants problèmes pathologiques : des tuberculoses évolutives, beaucoup de paludisme, des problèmes nutritionnels sérieux. En même temps, j'ai vu l'ensemble des agents sanitaires, des agents dits de « santé communautaire » mis en place par la guérilla. C'était un désastre ! Ils étaient totalement à côté, ils prescrivaient n'importe quoi à n'importe qui, ils n'avaient aucune conscience des problèmes médicaux réels, assurant simplement une sorte de présence symbolique, au nom de la prévention par la santé de base. Quand je suis revenu, j'ai eu la tâche délicate d'expliquer au préfet militaire que leur système ne tenait pas debout. J'étais d'autant plus choqué qu'ils avaient des possibilités : les étudiants de la révolte de Rangoon n'étaient pas loin. Parmi eux, il y avait des étudiants en fin d'études ou des médecins qu'ils auraient pu utiliser. Finalement, je suis tombé sur un type très ouvert et lui ai expliqué pourquoi l'éducation sanitaire ne fonctionnait pas, pourquoi on ne pouvait pas fonder un système sanitaire sur la prévention, quelles que soient les motivations des agents sanitaires. Je lui ai proposé un plan très simple. Je lui ai dit : « Il y a tout un chapelet de villages le long de ce fleuve. Faites donc une " pirogue-ambulance " pour faciliter l'accès des malades à un poste central de soins. Mettez-y un étudiant en médecine en fin d'études, avec des médicaments pour les dix pathologies les plus courantes. Vous ne ferez pas de miracles, vous ne ferez pas tout, mais cela sera au moins efficace. » Nous ne pouvions pas intervenir nous-mêmes en raison de notre mission dans les camps de réfugiés karens en Thaïlande : les Thaïs ne voulaient pas nous laisser travailler des deux côtés de la frontière, mais nous pouvions au moins faire passer des médicaments et du matériel, et aller régulièrement sur place pour suivre...

Avez-vous connu des situations où vous ne pouviez pas parler, ou plutôt des situations où l'on ne vous écoutait pas ?

Oui, en Éthiopie, par exemple, quelques mois après le début de l'intervention, une épidémie de choléra a éclaté. Or le choléra était officiellement interdit de séjour dans ce pays.

Illégal?

Oui, les autorités avaient décidé qu'il n'y avait pas de choléra en Éthiopie, donc on ne pouvait pas en parler. Et c'était très ennuyeux, parce que, face à une épidémie de choléra, la réponse collective est indispensable. Il faut faire des quarantaines, limiter les mouvements, avertir les gens des dangers pour qu'ils prennent leurs précautions ou, à défaut, les dissuader de venir dans les zones d'épidémie. Le travail d'information est donc très important. Là, en Éthiopie, pendant des mois et des mois, le choléra s'est appelé officiellement « gastro-entérite aiguë ». Nous savions avec certitude, par les analyses que nous avions fait faire, que le vibrion était là, que l'épidémie flambait, et nous n'avons pas pu le communiquer. Quiconque prononçait le mot « choléra » s'exposait à une expulsion immédiate.

Rester ou être expulsé?

On avait intériorisé la menace. Je ne suis pas sûr qu'on aurait été expulsés. Mais la menace était là. En réalité, le problème était de s'adresser aux Éthiopiens, pas à l'opinion publique en général. Il s'agissait avant tout d'une information utilitaire, d'un service, qui devaient passer par la presse locale, les responsables locaux si l'on cherchait un impact. Sinon, pourquoi l'annoncer? Pour le plaisir?

Peut-on comparer cette situation à celle d'un médecin qui annonce un cancer à son patient?

La comparaison a ses limites. Parce que là, en Éthiopie, cela n'aurait eu aucun effet sur le patient : pis, cela aurait eu pour effet de nous mettre, nous, en plus grande difficulté. Soit virés du pays, soit, plus probablement, mis sous surveillance, harcelés par la bureaucratie. Donc on ne l'a pas dit, sauf à des journalistes étrangers et sous le couvert de l'anonymat.

Reste qu'à un moment MSF a quitté l'Éthiopie?

Non, MSF a été expulsé, mais pour d'autres raisons. Nous avions dénoncé les transferts forcés de populations. MSF a dénoncé les conséquences humaines catastrophiques de ces transferts, plus meurtriers que la famine. Et l'horrible paradoxe de cette situation était que l'aide humanitaire, en laissant ses moyens être mis au service de ces transferts, finissait par tuer ceux qu'elle voulait sauver. On n'était pas là dans le syllogisme, mais dans la réalité. En même temps, elle sauvait. Quand j'y pense...

Le piège était effrayant; les gens étaient embarqués dans des camions qui, théoriquement, devaient acheminer les vivres et les couvertures; à leur place, ces camions embarquaient la population sinistrée qui se trouvait dans les camps. Ce n'étaient pas de véritables camps, c'étaient des espaces ouverts. On les embarquait vers les nouveaux villages du Sud qui étaient, en fait, là, de véritables camps de travail.

Si je comprends bien, là où il y avait l'aide humanitaire, les gens venaient se regrouper, et on profitait de ce regroupement pour les amener ailleurs?

Voilà.

Vous serviez d'aimant?

Exactement. C'était un piège humanitaire au sens le plus caricatural du terme. Et ce qui est extraordinaire, c'est qu'il nous a fallu très longtemps pour le voir.

Pourquoi vous a-t-il fallu tant de temps pour réagir?

D'abord, ce dispositif de déplacement systématique des populations a mis un certain temps à se mettre en place. Pour la petite histoire, on est arrivé début 1984 et les transferts de population ont commencé de façon significative vers fin 1984, début 1985.

Ce n'est pas un hasard. C'est après la célébration dans la

sérénité du dixième anniversaire de la révolution. Je ne dis pas que tout cela a été programmé. Mais ce projet était inscrit dans les cartons depuis longtemps : il s'agissait de la construction du communisme en Afrique pour la première fois. C'était clairement l'objectif de Mengistu. Il le disait. Et l'aide humanitaire s'intégrait dans ce projet-là. Et on ne le voyait pas, nous.

Qu'est-ce qui s'est passé, alors?

La rupture s'est faite vers octobre 1985, à la rentrée. Cela faisait huit mois que, épisodiquement, je m'interrogeais sur ce qui se passait en Éthiopie, sur ces transferts de population. J'y étais allé plusieurs fois, mais, comme tout le monde, j'étais happé par les problèmes de la mission. J'avais eu du mal à voir autre chose que les problèmes qu'on avait à résoudre. Il y avait bien des médecins sur le terrain qui écrivaient, qui sentaient le malaise; la presse qui, régulièrement, en parlait. Je me rappelle que *Libé, L'Obs* et *Le Monde* avaient évoqué ces déplacements. Ils racontaient ces transferts de population et, moi, je n'arrivais pas vraiment à faire le lien.

Il y avait les transferts de population, il y avait la famine, il y avait l'urgence, il y avait la guerre, il y avait les difficultés de l'aide humanitaire, il y avait cette masse d'argent qui arrivait de partout, cette mobilisation incroyable. Tout cela faisait un fouillis dément, y compris dans nos têtes. On ne voyait pas bien les choses.

Et puis est arrivé un épisode où, manifestement, on a été floués. Le gouvernement nous a demandé d'intervenir à tel endroit, et d'ouvrir une nouvelle mission. Puis, au moment où on est arrivés, on a découvert une situation catastrophique. Horrible, horrible. Des milliers de crevards. C'était abominable. On a dit donc : il faut ouvrir ici un centre de nutrition thérapeutique, c'est-à-dire un local, un bâtiment dans lequel on puisse regrouper les enfants en particulier, les abriter du vent, de la pluie, et leur apporter des couvertures, organiser aussi un petit hôpital de campagne. On a dit que l'on intervenait là, tout de suite, dans l'urgence. Et le gouvernement nous a fait lanterner.

On était là, et on voyait les gamins crever en attendant l'autorisation d'ouvrir ce centre. Alors a commencé un mouvement de rébellion de l'équipe MSF sur place, qui rongeait son frein en voyant les gamins claquer comme des mouches, alors que quatre-vingts pour cent pouvaient être sauvés : trois mille sont morts tout au long de cette période.

Je ne savais toujours pas comment interpréter ces entraves : on nous faisait venir, on nous demandait puis on nous refusait les moyens de travailler. Ce n'est que plus tard que nous avons pu établir le chiffre de mortalité des enfants dans cette région.

Un beau jour, j'ai reçu un rapport fait par une organisation américaine, une organisation d'anthropologues de Harvard qui avait fait une enquête dans les camps de réfugiés éthiopiens au Soudan. En interrogeant les réfugiés de façon méthodique, ils avaient mis en évidence toute la mécanique des transferts de population. Là, j'ai enfin compris. J'ai compris dans quelles conditions les gens étaient ramassés, transportés, entassés dans des camps de transit et ensuite installés dans ces nouveaux camps. Tout s'éclaircissait : notre rôle d'appât dans ce piège, les objectifs, les moyens, tout s'est mis en place. Et tous les référents historiques. C'était une répétition de la politique des nationalités de Staline dans les années 30, où il s'agissait de casser les réseaux d'appartenance traditionnelle, de briser une société rurale mal disposée vis-à-vis du communisme.

À ce moment-là s'est posée la question : Qu'est-ce qu'on fait dans ce chaos? Quel est le rôle de MSF?

Vous aviez compris, mais la décision ne s'imposait pas alors?

Si, on a commencé un bras de fer avec les responsables des secours éthiopiens en disant qu'on n'accepterait pas de rester dans ces conditions. L'objectif était de pouvoir travailler, mais rien n'avançait. Un jour, nous voilà invités à un déjeuner, prévu de longue date, du club de la presse anglo-américaine, à Paris. C'était une rencontre très « relations publiques », où nous devions présenter MSF, son action, ses principes... Rien de subversif. Moi, je rentrais d'Éthiopie et je n'arrivais pas vraiment à formuler les problèmes qui me tracassaient. Je fais donc mon laïus au club de la presse; après cela, la journaliste de Reuter me demande quels sont les principaux problèmes auxquels nous sommes confrontés sur le terrain. À cette question assez classique je réponds qu'à ce moment-là il y en avait trois : le Sri Lanka; l'Afghanistan, où nos hôpitaux avaient été bombardés peu de temps auparavant; et puis, le dernier, le plus important, l'Éthiopie. Je commence à expliquer le rôle d'appât dans le piège à populations qu'on nous faisait jouer, l'imposture criminelle à laquelle nous avons été obligés jusque-là de nous prêter en laissant croire, à Kelala, que nous sauvions les enfants alors qu'ils mouraient sous nos yeux. Alors, je dis que nous prenons, dès aujourd'hui, le gouvernement éthiopien au mot : nous voulons accomplir notre mission, pas servir d'écran. Si, dans les quinze jours, notre centre de nutrition n'est pas en marche, nous quitterons Kelala en informant le public de ce qui s'y passe.

Et que se passe-t-il ensuite?

Reuter envoie sa dépêche et, immédiatement après, la BBC puis l'AFP reprennent. Il y a à l'époque une focalisation énorme sur l'Éthiopie. Ce sont les grands concerts, le grand spectacle de l'humanitaire. Et nous, d'un coup, nous devenons les messagers de la mauvaise nouvelle. Nous disons aux gens, en somme, que le sourire de l'enfant éthiopien qu'on leur présente n'existe pas; pis, nous leur annonçons que leur argent aggrave les choses. Donc, tout s'emballe. Je repars en Éthiopie avec le fardeau de toute la campagne de presse qui a commencé, les échos sont donc déjà arrivés là-bas.

En Éthiopie, on ne doit pas vous attendre à bras ouverts.

Non, c'est une expérience assez éprouvante et très forte. Tous les gens de MSF sur le terrain sont remontés comme des ressorts. Ils veulent absolument qu'on témoigne. Ils ne sont pas du tout frileux, au contraire. Ils sont vraiment très contents de ce coup de colère, qui est aussi le leur. Plusieurs me disent qu'ils sont prêts à démissionner tellement cette mascarade leur est insupportable, tout le monde faisant semblant de croire que ça marche. C'est l'époque où des ambassadeurs arrivent en hélicoptère pour cinq minutes de visite des camps, ceinturés par un cordon de miliciens éthiopiens. Des petits groupes d'invités regardant de loin un bâtiment, deux ou trois camions, quelques personnes, quelques sacs de grains et tous de dire : « Formidable, bel effort, magnifique, continuez les petits gars. » Et tout le monde repart au bout de cinq minutes. Le chanteur Bob Geldof, initiateur de Band Aid, organisateur des concerts de Wembley et de Philadelphie, débarquant là-bas comme s'il était le président des États-Unis, entouré de trente personnes, sachant tout, ne voyant rien, se félicitant de cette formidable *success story*. Ignoble.

Au sein de MSF, en tout cas, l'accord est total, évident. Comme est évidente la rupture avec la position dominante qui arrangeait tout le monde. Aucune ONG (Organisation non gouvernementale) ne veut s'exprimer publiquement, alors que toutes celles que je rencontre partagent notre analyse, mais en privé. Le patron des Nations unies, lui, nie tout en bloc !

Finalement, alors que je ne parviens pas à obtenir de rendez-vous, je suis convoqué à la Commission des secours.

Mais au lieu de la réunion que je croyais trouver, j'ai droit à une conférence de presse surprise. Et on me demande de m'expliquer. Comme il y a du monde – une délégation des Nations unies, l'ambassadeur de France, des Éthiopiens que je ne connaissais pas, plus deux journalistes étrangers –, je m'explique.

Le délégué de la Commission des secours me traite de menteur, le représentant des Nations unies intervient en tant que témoin à charge, procureur même, démolissant, discréditant de façon écœurante le travail des MSF sur le terrain, concluant par : « Très bien, vos calomnies vont décourager les donateurs. Sachez qu'à partir de maintenant vous aurez sur la conscience la mort de chaque enfant éthiopien que votre campagne aura affamé. » Une ambiance électrique. Une tension à couper au couteau. Et puis, au moment où la séance se lève, l'ambassadeur de France demande la parole. Je l'avais vu la veille et il m'avait dit, ayant entendu parler de notre dénonciation, que ce pays était dirigé par des nazis, qu'il fallait l'accepter ou s'en aller.

Et là, le lendemain même, je l'entends affirmer que, en proférant de tels mensonges, MSF déshonore la France, se déshonore en tant qu'organisation humanitaire et que, lui, l'ambassadeur, il tient à dire clairement que la France n'a rien à voir avec tout cela. Il parle très brièvement. Quelques jours après, MSF était expulsé.

En clair, vous affirmiez que, dans ces conditions-là, on ne pouvait plus soigner.

Dans ces conditions-là, le seul acte digne, à mes yeux, c'est la parole, la rupture de ce silence complice.

Et vous disiez : « Je m'en vais. »

Non, j'insiste, nous disions : « On reste, mais en dénonçant l'aveuglement de l'aide humanitaire, l'aveuglement des opérateurs de l'humanitaire qui ne considèrent leur action que comme un sauvetage. »

Vous étiez prêts à rester?

Oui, mais, en même temps, je savais bien qu'on se ferait expulser. C'est d'ailleurs pour ça qu'on a souvent dit que MSF était parti.

Il vient de se passer la même chose en Somalie, avec votre départ en octobre 1993.

Oui, tout à fait, même si le contexte politique est différent. Il y a un moment où il faut savoir dire non.

On arrive là à un point essentiel : en somme, votre responsabilité est de soigner, mais aussi de témoigner.

Non, on ne peut pas dire que l'on fait les deux simultanément. D'abord, on ne peut pas témoigner systématiquement de tout; on est obligés de hiérarchiser les problèmes – hiérarchisation arbitraire, certes, mais bel et bien réelle. Un meurtre et un crime contre l'humanité, ce n'est pas la même chose. Le choix de MSF, c'est de ne pas s'interdire de dénoncer. Mais, à l'inverse, on n'en fait pas une politique systématique.

Schématiquement, le témoignage public de dénonciation devient essentiel quand on assiste à des exactions massives et répétées, quand on en est le témoin direct, plus encore lorsque l'on est, à l'instar de l'Éthiopie, une sorte d'auxiliaire indirect de ces exactions; et puis, enfin, – et c'est sans doute le plus difficile à estimer –, quand on pense que ce témoignage va profiter aux gens qu'on veut aider et qu'il ne va pas se retourner contre eux. Car il y a des moments où le témoignage est contre-productif.

Vous est-il arrivé de faire des témoignages contre-productifs?

Je ne crois pas. D'ailleurs, on n'a pas fait tant de campagnes de dénonciation que ça. On a fait beaucoup de témoignages dits de « sensibilisation », cherchant par exemple à attirer l'attention de l'opinion sur une famine. Mais dénoncer des bourreaux, appeler à se mobiliser contre eux, on l'a fait pour le Soudan, l'Éthiopie, les Khmers rouges, les nationalistes serbes. C'est tout. On en fait un usage relativement parcimonieux.

Vous êtes tout de même confrontés à des situations très dures. Le témoignage vient peut-être comme un exutoire?

Peut-être. Par exemple, au Tadjikistan, il y a eu l'an dernier trente mille à cinquante mille morts, un carnage doublé d'une sorte d'ensevelissement dans le silence. Alors on a envie de le faire savoir. Je ne sais pas bien sur quoi se fonde cette envie. Peut-être sur l'idée que la connaissance d'un crime est nécessaire à la reconnaissance de la souffrance des victimes, et donc à la justice. Mais, quoi qu'il en soit, ce n'est pas une politique.

Ce type de témoignage est-il à mettre en rapport avec le secret médical, règle ontologique du médecin?

Je ne l'ai jamais vu sous cet angle-là. S'il y a un rapport, c'est avec l'injonction d'Hippocrate selon laquelle le silence se fait dans l'intérêt du patient, pour le protéger. Là s'arrête le parallèle. Car ce à quoi nous sommes confrontés, ce n'est pas une relation entre un médecin et son patient. Il s'agit d'une institution face à une situation.

Mais le médecin n'est jamais *délivré du secret médical, même si le patient le demande. Seul compte l'intérêt du malade.*

J'insiste là-dessus, on ne parle pas d'individu, mais d'exactions, de responsabilités, de tueries, de violations massives des droits de l'homme, ce qui est tout à fait différent.

Votre profession de foi, votre règle de médecin, quelle est-elle finalement?

Le refus du compromis avec le mal. La question obsédante, pour moi, c'est celle de « la politique du moindre mal ». Hannah Arendt a bien montré le rôle qu'avaient joué les comités juifs qui assuraient l'ordre et la police dans les ghettos au nom des nazis, dans le souci de sauver ce qui pouvait l'être. Et je me dis que l'humanitaire – à cause de ses faiblesses, de ses lacunes structurelles – est toujours tenté par ce genre de négociation, ce type de compromis avec un pouvoir extrême. D'ailleurs, on le constate régulièrement : en Éthiopie, en Bosnie et ailleurs.

Certains médecins disent la même chose : ils ne sont pas là pour accompagner la maladie, mais pour la combattre.

Il y a un cheminement commun, mais le départ et l'arrivée sont différents. Hannah Arendt montre admirablement qu'un système totalitaire n'est possible qu'à la condition d'être actionné par ceux qui le font marcher. La « solution finale » n'a pas été mise en œuvre par les idéologues nazis, mais par tous ceux qui ont exécuté des ordres partiels, segmentés, sans signification particulière, et dont la mise bout à bout constituait la politique d'extermination. Lorsque rien n'est possible, lorsque aucune expression politique de résistance n'est possible, l'ultime devoir moral consiste à ne pas participer, à s'abstenir. Moi, je suis un avocat de l'abstention dans un certain nombre de cas.

Il faut savoir refuser, percevoir le moment où, si l'on ne marque pas l'arrêt, on va servir de rouage. Dans l'affaire du sang contaminé en France, c'était le système de défense de Garetta et des autres responsables. Le mot « rouage », on le connaît. C'est celui qu'Eichmann utilisait au cours de son procès en faisant valoir que lui ne voyait pas ce qu'il y avait au bout, qu'il n'était là que pour remplir un certain nombre de tâches.

Mais alors, s'abstenir tout le temps? Avoir toujours les mains propres, quitte à n'avoir pas de mains?

Non, il s'agit là de situations extrêmes. Mais je crois que le minimum, c'est la stratégie du grain de sable. Une grosse machine est en train de tout broyer, et nous, nous avons la possibilité de mettre un grain de sable. En Éthiopie, ça a été plus qu'un grain, carrément une poignée de sable. Et la machine s'est grippée, parce que, tout de même, le plus important, c'est que les transferts de population ont été arrêtés à la suite de notre campagne, pas immédiatement, mais ils ont été stoppés. La CEE et les États-Unis ont fini par réagir et par imposer au gouvernement éthiopien l'arrêt des déportations.

Caricaturons un instant. Quelles différences entre un médecin humanitaire et une dame patronnesse?

Nous n'avons pas de dieu, seulement une morale en actes. Peut-être pas *la* morale comme absolu, mais nos repères sont avant tout ceux d'*une* morale de la résistance, du refus de la résignation à une fatalité de la souffrance.

Vous êtes quand même « du côté du bien »?

A priori, on est du côté de ceux qui reçoivent les bombes, qu'elles soient réelles ou métaphoriques. Pas du côté du manche, ce qui rejoint ce que je disais précédemment sur la résistance. Voilà ce qui nous différencie d'une dame patronnesse.

Et quand vous discutez avec un médecin français lambda*?*

C'est comme discuter avec quelqu'un qui est en dehors de cette activité. Cela dépend vraiment de la personne. Je ne peux pas mettre de hiérarchie entre le type de médecine qu'on fait et la médecine qui est faite ici, en France. D'abord parce que, contrairement à ce qu'on pourrait imaginer, hormis des périodes d'extrême urgence, par exemple en ce moment à Kaboul, où les MSF opèrent jour et nuit, nous avons aussi affaire à toute une pathologie psychosomatique. Y compris dans les camps de réfugiés où on peut voir cinquante pour cent, voire plus, de pathologies de ce type. Je n'aime pas beaucoup le terme, mais il est commode. Des pathologies non objectives, ça existe aussi bien là-bas. Alors il ne faut pas céder à la facilité de dire que nous, nous traitons de vrais malades, en sous-entendant qu'ici, ce sont des faux. C'est absurde.

Vous faites le même métier.
En tant que médecin, oui. Restent les autres aspects, dont on a parlé et qui sont différents.

Récemment, vous avez dénoncé en France la médecine hors la loi, c'est-à-dire celle de ces patients que les hôpitaux français refusent de soigner car ils ne sont pas en règle. Une dénonciation similaire à ce qui s'était passé en Éthiopie, toutes proportions gardées...
Oui, à la différence près qu'on ne risquait pas d'être expulsés et qu'il n'y avait pas d'ambassadeur français pour nous dénoncer !

À un moment, vous dites : on ne peut pas continuer à servir de rustine ?
Voilà, tout à fait.

Le médecin doit-il toujours éviter de servir de rustine ?
La question est difficile parce que c'est *aussi* notre rôle de servir de rustine. Tout dépend de ce qu'on met derrière l'image. Quelle rustine ? Quel pneu ? On me demande souvent si je ne suis pas découragé devant tant de souffrances toujours renouvelées. Au risque d'étonner, ma réponse est non, comme l'est celle de la plupart de mes amis de MSF. Prenons un exemple, celui du blessé et du médecin qui le soigne.

Le chirurgien de garde est là, à son poste, il reçoit les accidentés de la route et il sait bien que, jour après jour, il y en aura d'autres, et des gens qui se battent, qui tombent d'échafaudages, qui perforent leur ulcère. Et que c'est *toujours* à recommencer. C'est *ça*, justement, le métier, sa grandeur et sa servitude. On ne va pas arrêter tout ça. Il faut un minimum d'humilité pour accepter cette rude réalité, vraie sans doute dans de nombreux métiers.

On soigne d'abord, et on ne traite pas les causes?

Oui, si l'on affirme qu'un médecin doit systématiquement identifier la cause de la pathologie qu'il traite et tenter d'agir à sa source, on chemine sur un terrain miné. Car, dans la majorité des cas, il est très difficile d'établir une relation de causalité entre un phénomène X et une observation médicale Y. On connaît des médecins qui sont devenus communistes parce qu'ils avaient « compris » que la tuberculose était causée par l'exploitation capitaliste du prolétariat. D'autres vous expliqueront que les pays industriels dans lesquels la santé est le plus dégradée sont les pays communistes, ou anciennement communistes. Un médecin doit-il être communiste, ou anticommuniste en tant que médecin? Doit-il être écologiste parce que la nature est bonne pour la santé ou antiécologiste pour les raisons inverses? C'est idiot! Pourtant, sur un mode moins visible mais à peine moins grossier, certains médecins prétendent remonter à la cause et vouloir agir sur elle. Le médecin n'est pas là pour médicaliser la santé, mais pour agir sur la maladie.

La barrière est-elle claire?

La barrière est claire dans l'énoncé. Mais l'énoncé peut être difficile à appliquer car l'analyse pratique est toujours complexe.

Et la santé publique? Vous sentez-vous des responsabilités en la matière, en érigeant des règles de comportement?

Là-dessus, j'ai une position militante. Je pense que le médecin détient un savoir réel sur la maladie, mais pas sur la santé. La santé, c'est l'affaire de tous, pas celle du médecin plus que d'un autre. Il n'a pas d'outil particulier pour la cerner, comme je le disais précédemment.

Le problème de l'abus de position technique dominante se pose, naturellement, à MSF comme ailleurs. Je ne suis pas prophète en mon pays! Dans les camps de réfugiés où travaille MSF, par exemple, les infirmières font fréquemment du *home visiting*, en termes élégants.

On se rend dans les cases pour voir vivre les gens, s'il n'y a pas des malades. On peut alors rencontrer des gamins subissant de graves marasmes, considérés par leur famille comme inguérissables et donc laissés à eux-mêmes, abandonnés. Il y a là une vraie justification. Mais j'ai vu des infirmières, fortes de leur légitimité de soignantes, s'installer dans les cases avec les femmes et les enfants, et commencer à s'immiscer, l'air de rien, dans leur vie. Elles apprennent comment il faut boire, quelle est l'eau convenable, comment équilibrer la ration du petit et, surtout, elles affirment que, si le petit a été malade, ou s'il tombe malade, c'est que leur mère ne respecte pas ces mesures : car les causes de la diarrhée, des œdèmes, des parasites, enfin de tous les fléaux de la terre sont bien connues et évitables, *si on veut*. En résumant un peu brutalement, cela devient : « Vous êtes une mauvaise mère, vous vous occupez mal de vos enfants. Mais vous avez la chance que je sois là et que je vous offre la possibilité de bien vous occuper d'eux, de devenir enfin une bonne mère. » Ce genre de comportement me met dans une rage noire! Qui va prétendre sérieusement qu'en suivant les prescriptions hygiéno-diététiques de pensionnat qu'on lit partout, une famille africaine réfugiée va voir ses enfants échapper à la diarrhée et aux parasites? De quel droit pouvons-nous venir donner des leçons de comportement à des gens qui ne nous ont rien demandé de tel? On cède vite à la tentation de se transformer en une sorte de commissaire aux affaires quotidiennes.

Et il y a d'autres débordements. Du genre : « Il faut vous vacciner. Sinon, vous êtes une menace pour la collectivité, donc on ne vous donnera pas vos cartes de rationnement. » J'ai vu de tels comportements au Malawi. Des équipes qui avaient décidé que la menace de rougeole était telle que la vaccination devenait une obligation. Or, chez les réfugiés mozambicains au Malawi, il y a des Témoins de Jéhovah. Et puis, il y a des gens qui n'aiment pas les vaccinations en général. Ce type d'obligation m'apparaît comme une véritable dérive, un dérapage insupportable. On le pratique régulièrement, y compris dans des formes brutales du type : « Vous n'aurez pas de nourriture si vous ne vous vaccinez pas. »

En clair, ne mettons pas la santé au-dessus de tout?

Ne mettons pas l'idée que se font les médecins de la santé au-dessus de la liberté, y compris celle de se rendre malade, le cas échéant. Le médecin n'est pas là pour défendre les gens contre eux-mêmes, sauf s'ils le lui demandent.

Et n'oublions pas que la médecine n'est pas une science. Nombre de relations de causalité qu'elle prétend établies ne sont que des croyances repeintes aux couleurs de la statistique. C'est la peur qui fonde l'ordre médical, l'exigence de comportement sain, socialement valorisé. Dans cette opposition – créée par une certaine démarche médicale – entre santé et liberté, moi, je choisis la liberté.

3

JEAN-PIERRE TAROT

Jean-Pierre Tarot aime parler. Il aime convaincre, discuter, prendre son temps. On l'aurait bien vu généraliste, voire gynécologue ou spécialiste du sida. Mais en aucun cas on ne l'aurait imaginé sous le masque et la blouse du médecin anesthésiste-réanimateur.

Pourtant, c'est ce qu'il est. À l'entendre, il ne s'est pas trompé de route. C'est sa passion : endormir, accompagner, réanimer. L'air de rien, il a été un des artisans, en France, d'un véritable séisme des pratiques, en développant ce que l'on appelle les anesthésies loco-régionales, c'est-à-dire des anesthésies limitées à une partie du corps. Des anesthésies, donc, où le patient est en grande partie conscient.

Jean-Pierre Tarot a cinquante ans. Il aurait pu mener une carrière universitaire, cheminer avec le beau titre de professeur de médecine; il aurait pu diriger une clinique. Mais toujours, à un moment, il a dévié du chemin, se lassant des compromis, s'agaçant des œillères qu'il faut se mettre pour supporter les pratiques de certains chirurgiens ou les diktats de certains directeurs de clinique.

Après avoir longtemps travaillé à l'hôpital de La Pitié-Salpêtrière puis dirigé un hôpital dans l'ouest de la France, il s'est occupé pendant dix ans du département d'anesthésie du Centre chirurgical de la porte de Pantin, à Paris. Il a successivement participé à l'enseignement de l'anesthésie loco-régionale à La Pitié-Salpêtrière, au Kremlin-Bicêtre et à l'hôpital Saint-Louis.

Jean-Pierre Tarot est un solitaire, un affectif. Il aime la liberté autant que l'amitié Il aime la chaleur. C'est un homme de confiance. « Je ne fais aux autres, dit-il, que ce que je voudrais que l'on me fasse. » C'est son repère.

En tout cas, dans ce métier un rien secret où il affirme que la plupart des accidents anesthésiques pourraient être évités, Jean-Pierre Tarot, lui, n'a pas peur de parler, y compris de ses échecs, y compris de ces injections brutales qui arrêtent la vie. Il en parle, il s'interroge.

Vous êtes un solitaire. Et, bizarrement, c'est vers vous que se sont tournés des gens connus pour se faire soigner, même souvent accompagner jusqu'à la mort.

C'est une longue histoire, où beaucoup d'éléments interviennent. D'abord, il ne faut pas oublier que dans ma spécialité d'anesthésie-réanimation, il y a en fait trois parties, trois univers : l'un qui ressortit à la médecine interne, un autre à la technologie pure, et puis un tiers qui est de la psychologie. Donc, on peut être amené, indépendamment du contexte opératoire qui serait par définition notre lieu d'exercice privilégié, à prendre en charge des pathologies douloureuses, le cancer par exemple.

J'avais quand même l'impression que c'était aussi parce que vous vous étiez mis dans une situation très particulière, où vous assumiez seul la prise en charge de la douleur, alors que, d'ordinaire, la douleur est prise en charge par une équipe. Et donc, de ce point de vue-là, vous pouviez soigner des personnes, disons célèbres; et qui ont eu besoin de confiance et d'isolement.

Et de disponibilité, mais bon, il y a un point de départ. Comme souvent, c'est le fait du hasard. En 1985, j'ai rencontré quelqu'un, dans un hôpital, qui était face à un problème de douleur majeur. C'était un homme important, un grand industriel. Et son médecin, une jeune femme chimiothérapeute, n'arrivait pas à s'en sortir, elle en était malheureuse. Sans même savoir pourquoi, nous avons commencé à parler ensemble. Elle m'a dit : « Que puis-je faire? » Et moi, il est certain qu'en 1985 je maîtrisais bien les péridurales à la morphine. La péridurale est une passion depuis vingt ans. Je lui ai donc répondu : « Il faut faire une péridurale à la morphine à votre patient. »

C'est une technique très peu répandue?

Relativement peu répandue du fait même que la péridurale n'a pris droit de cité en France que dans les années 70. Et, dans les années 80, on était peu nombreux à, disons, oser assumer une péridurale à la morphine compte tenu des risques qu'elle comportait.

Des risques?

Oui, des risques. Tout geste comporte un risque. La technicité de la péridurale en elle-même n'est pas un problème majeur; mais les effets secondaires de la morphine injectée en péridurale peuvent pendant quelques heures entraîner une dépression respiratoire. Ce qui impose une vigilance et une surveillance continues, cela fait peur.

Et c'est normal que cela fasse peur...

C'est normal, mais, en même temps, il n'est pas normal que l'on ne la pratique pas. Il faut commencer par des petites doses, quitte à les augmenter. Donc, cet homme en question était entouré de plusieurs équipes de haut niveau médical, mais elles n'étaient pas à même de penser à la morphine par voie péridurale.

Qu'une personne isolée assure cette technique peut paraître étonnant, non?

C'est exactement la réflexion faite par mon patient : « Mais comment se fait-il que depuis plusieurs jours je sois dans une situation de douleur insupportable, et que vous arriviez, par un geste qui semble relativement simple, à soulager mes douleurs? » Pourtant, je n'avais rien fait d'extraordinaire, simplement quelque chose de connu, et de classique, dans notre spécialité.

Ensuite, j'ai privilégié un lien relationnel avec cet homme, j'y crois beaucoup; la personne qui va prendre en charge le traitement de la douleur doit maintenir elle-même un comportement relationnel continu.

Une anecdote : cet homme avait donc deux injections par jour de quelques milligrammes de morphine, ce qui lui permettait d'avoir un mode de vie sans souffrance et sans effets secondaires. Je faisais moi-même les réinjections, matin et soir. Cela prenait quelques minutes. Il m'est arrivé une fois, n'étant pas disponible, de déléguer l'injection du soir à quelqu'un d'autre. Bizarrement, les effets n'ont pas été les mêmes, la nuit n'a pas été aussi bonne. Je ne vois pas d'autre explication que la part relationnelle d'une attitude thérapeutique.

Comment peut-on expliquer cela?

Dans la douleur, il y a une composante organique, il y a une composante psychologique, et il y a aussi une composante relationnelle. C'est comme un puzzle, tout se combine.

Comment peut-on expliquer que les médecins se soient si bien accommodés de la douleur de leurs patients?

Je crois que c'est en grande partie lié au mode d'études médicales. Il y a la tradition, je dirais catholique, culturelle, catholique française qui pesait très lourd, qui pèse encore. Et au même titre que « tu enfanteras dans la douleur », eh bien « Tu souffriras en post-opératoire » parce que c'est ainsi.

D'un autre côté, le non-traitement de la douleur m'a toujours sidéré; cela laissait les gens totalement indifférents. Dans les années 60, 70, presque personne ne s'y intéressait. Quand les choses intéressent peu, alors on délègue, ce qui n'est jamais bon. Les médecins vont dire à l'infirmière :

« Donnez-lui des comprimés toutes les quatre heures », etc. Et si l'infirmière leur répond : « Écoutez, ça ne marche pas », on aura très vite tendance à culpabiliser le malade. « Pourquoi ça ne marche pas? Vous n'avez plus mal? Mais, enfin, je suis sûr que vous n'avez plus mal. »

En plus, il y a le piège : le traitement de la douleur est tellement divers qu'il demande de la part du prescripteur une réflexion, mais aussi du temps et de l'énergie.

C'est pourtant une situation qui doit être difficile que de voir des gens souffrir.

Il n'y a pas de mystère : après une intervention chirurgicale importante, quatre-vingts pour cent vont ressentir une douleur. C'est insupportable pour certains médecins, mais cela ne l'est pas pour d'autres qui ne se préoccupent que du bon déroulement de l'intervention chirurgicale. À dire vrai, je crois que si, dans la prise en compte chirurgicale d'un patient, il y avait égalité – relative, mais égalité quand même – entre le chirurgien, l'anesthésiste et le patient, la prise en compte de la douleur progresserait d'une façon considérable.

Or le chirurgien a d'autres soucis, obnubilé par « le geste parfait ». Comment décririez-vous, aujourd'hui, un chirurgien type et ses rapports avec l'anesthésiste?

C'est un mariage, ce devrait être un mariage et, à défaut d'être un mariage d'amour, au moins un mariage de raison. En fait, cela ne l'est pas, sauf cas très particuliers. C'est rare. Trop souvent encore, c'est le chirurgien qui tape du pied parce que l'anesthésiste a cinq minutes de retard. Il tape du pied, il s'énerve, il trouve cela inadmissible, mais, en revanche, le lendemain, il va arriver avec trois quarts d'heure de retard sans s'excuser auprès de qui que ce soit parce que c'est normal, c'est un privilège acquis et exclusif.

Moi, je ne réagis pas bien. Je rentre facilement dans des situations conflictuelles parce que je considère que l'anesthésie-réanimation est la prise en charge péri-opératoire d'un patient et qu'elle n'a rien à envier à la technologie préopératoire d'un acte chirurgical. Ce sont deux métiers différents, mais deux métiers aussi importants l'un que l'autre et, en l'occurrence, le métier à haut risque est plus du côté de l'anesthésiste que du côté du chirurgien.

L'époque est révolue où, dans les années 60, l'anesthésiste, qui était souvent une femme, venait en salle d'opération, endormait un malade et repartait; on l'appelait « la tricoteuse ».

Quand vous entrez dans une salle d'opération, que regardez-vous en premier?

Une seule chose m'intéresse, c'est de voir comment le patient est installé, s'il est bien, s'il a chaud, s'il est pris en charge, s'il n'a pas peur, etc. Quand j'arrive, il est là, sur la table d'opération, ou sur un brancard en attendant d'être déplacé sur la table.

Et votre premier regard va-t-il vers lui?

Oui, entrer en salle d'opération, c'est comme entrer dans l'arène. Primo, il faut s'intéresser à chacun du début à la fin de la chaîne – du brancardier, qui a amené le malade, à la panseuse, qui va rester dans le bloc tout du long. Dire bonjour, créer d'emblée une atmosphère où tout va être le plus *soft* possible. Parce que le patient a besoin qu'il y ait autour de lui une atmosphère chaleureuse. Après, je m'occupe de lui.

C'est-à-dire?

Je le rassure, le touche, lui parle, lui demande comment ça va; je lui dis que tout va être très simple, qu'on va le perfuser, le mettre en condition pour l'intervention, le préparer. Il faut que je fasse en sorte que cette intervention grave ne le soit plus, voilà. Il faut tout lui simplifier; rien ne doit lui paraître compliqué ou angoissant.

Même si ce n'est pas vrai.

Même si ce n'est pas vrai parce qu'on va faire en sorte que ce ne soit pas vrai, et on le peut, quand même! Déjà, lui garantir verbalement la simplicité du déroulement, c'est, contractuellement, s'impliquer. Il faut qu'il y croie, qu'il ait confiance.

Donc, ma première obligation vis-à-vis du malade en salle d'opération, c'est de le mettre en confiance : je le touche, lui touche la main, le regarde.

Car quoi, même dans les blocs modernes, l'atmosphère est très lourde. Pour le patient, tout est dur; du lit au brancard avec le retrait de la chemise de bloc puis passer nu sur une table d'opération. Cette agression-là, j'aimerais la supprimer. Mais c'est très difficile. La pudeur dont il n'ose pas parler puisqu'il rentre dans l'arène, lui, sorte d'animal vulnérable.

Il est à jeun; on vient le chercher, pas toujours à l'heure précédemment indiquée parce que ce n'est pas aussi facile que cela, on le déplace du lit sur un chariot, du chariot sur un autre brancard, du brancard sur une table d'opération, le tout avec des manipulations. Il n'a rien à dire, il suit, obéit, il est observé par des gens qui l'entourent : le brancardier, l'infirmière, le médecin-anesthésiste, etc. Ces gens ne sont pas toujours de bonne humeur.

Le personnel soignant n'a pas qu'un malade par jour; il en a cinq, dix ou quinze, ou plus. Or le patient est toujours unique.

Cela ne change-t-il pas tout, quand, grâce à ces anesthésies loco-régionales, le patient va rester conscient durant l'opération?

Cela change beaucoup de choses. Au départ, il faut à tout prix une complicité absolue entre le patient, le chirurgien et moi-même. Tout le monde doit être d'accord, pour une loco-régionale.

Parfois, les patients demandent une sédation, c'est-à-dire

l'injection d'un tranquillisant à petites doses qui va être adapté à leur besoin, et leur permettre de vivre plus doucement une durée d'intervention un peu prolongée, de supporter certaines manipulations chirurgicales inconfortables. Mais l'important, c'est que le patient soit rendu complice de son intervention dans de bonnes conditions grâce à une technique d'anesthésie qui lui paraît être la meilleure pour lui.

« Complice », cela veut dire quoi?

Le malade a compris pourquoi on lui fait une anesthésie loco-régionale. Je n'en fais jamais à quelqu'un qui n'en veut pas. C'est pour moi la seule contre-indication. Il faut savoir rendre le patient complice de ce choix. Cela veut dire aussi qu'on aura su lui expliquer que la loco-régionale est une technique lui évitant d'être complètement endormi, une technique fantastique.

Pourquoi est-ce si bien?

Tout bêtement, opérer sans mettre les gens dans le coma, ce n'est pas plus mal. Pourquoi endormir la tête des gens, créer un coma réversible quand on peut l'éviter?

Je crois que l' « escalier » de l'anesthésie est aussi simple que cela : si on ne peut rien faire pour un acte chirurgical, on ne fait rien; si on peut faire une anesthésie locale, on la fait; si on peut faire une loco-régionale et qu'elle suffit, on la fait; et si on ne peut pas faire autre chose qu'une anesthésie générale, on la fait. Mais tout ça, bien entendu, avec l'accord du patient.

Et c'est vous en personne qui allez voir le patient et discutez, le cas échéant, sur le type d'anesthésie?

Ah oui! c'est la clé de voûte!

Ainsi, le patient reste conscient?

Oui, parce qu'on l'a convaincu de le rester. Au début, il préférerait dormir, comme tout le monde. Il reste perplexe, il est conscient, mais perplexe. Et, tout d'un coup, il va réaliser que ce qu'on lui a dit est vrai, en tout cas suffisamment vrai pour que l'intervention se déroule dans de bonnes conditions. Alors, c'est l'étonnement, avec des rapports complètement différents.

Un exemple? L'intervention se déroule, tout se passe bien. Et puis on doit sortir pour répondre au téléphone ou prendre un café; une infirmière va rester près du patient. Eh bien, il est arrivé que l'on vienne me chercher en me disant : « Monsieur Tarot, il a mal, ça ne va pas du tout. » Et dès que j'arrivais auprès du malade, que je lui touchais la main et demandais : « Comment ça va? », tout allait bien. Ce n'est pas de la magie, c'est la vie de tous les jours, répétée de façon habituelle sur des milliers, une dizaine de milliers de malades.

Et après, en postopératoire, tout est souvent plus simple.

Quel est votre rôle en postopératoire?

Indépendamment de la réanimation classique – perfusions, antibiotiques, etc. –, il va être de continuer la chaîne d'analgésie et d'absence de souffrance. La péridurale permet l'analgésie postopératoire en elle-même, mais il ne faut pas en faire non plus une panacée. Il y a d'autres façons plus souples de calmer la douleur. En tout état de cause, il faut que le relais soit pris, car l'analgésie du bloc péridural ou celle du bloc plexique va s'interrompre, il faut donc anticiper, préparer le passage, pour éviter l'apparition de la douleur.

En vous écoutant, je me dis que la qualité du médecin est – je caricature – simplement d'être consciencieux.

Consciencieux et passionné. Pendant et après l'opération, je surveille les paramètres médicaux classiques : tension artérielle, fréquence cardiaque, oxymétrie des pouls, tout le monitorage. Si le patient n'est pas endormi, je lui parle. Je regarde son visage, j'apprécie la chaleur de sa peau, sa conscience, la façon dont il se comporte. Je crois aussi, profondément, qu'en salle d'opération, pour l'anesthésiste, tout ce qui se passe sur le plan de l'intervention chirurgicale est essentiel. Cela veut dire que suivre le déroulement de l'intervention aide énormément à comprendre les besoins d'anesthésie, de relâchement musculaire ou d'analgésie, et permet d'assurer une meilleure prise en charge péri-opératoire du patient.

Je surveille si la chirurgie se passe bien, sans incident ni complication...; si l'intervention est hémorragique, s'il y a nécessité de transfuser ou non, si l'utilisation des antibiotiques va devoir être poursuivie plus longtemps. Pour l'anesthésiste, il est fondamental de s'intéresser à l'acte chirurgical.

Vous est-il arrivé, au cours d'une opération, de vous opposer au chirurgien?

Bien sûr!

En quelle occasion?

Une fois. Il s'agissait d'une personne très âgée qui avait une occlusion; cette personne était en très mauvais état général, sur le plan cérébral en particulier. Bref, elle était un peu au bout de son chemin. Il fallait néanmoins l'opérer puisqu'elle était en occlusion. Mais, tout à coup, en cours d'opération, on a eu l'explication : elle avait un cancer important, et le chirurgien, dans un premier temps, a imaginé faire une intervention chirurgicale importante. Cette éventualité avait pour conséquence une intervention de plusieurs heures, des suites opératoires préoccupantes. J'ai objecté le problème de l'état général de cette femme et du besoin immédiat qu'on avait d'un acte chirurgical rapide, même si par la suite on décidait de faire une intervention plus lourde, d'où une situation conflictuelle.

Que s'est-il passé?

On a fait un acte chirurgical court de façon à ce que, très vite, elle revienne dans son lit, et, bien entendu, il n'y a pas eu d'intervention ultérieure.

Formellement, qui a l'autorité ou la responsabilité dans la salle d'opération?

Il y a une vingtaine d'années, le chirurgien était tout-puissant. Aujourd'hui, c'est en partie fini. Le chirurgien peut décider d'opérer, mais il ne peut pas imposer à un anesthésiste d'endormir un malade dans des conditions qu'il considère comme injustifiées, pour des actes chirurgicaux dont il ne partage pas la finalité. Cela n'empêche pas le chirurgien de faire appel à quelqu'un d'autre, mais en aucun cas on ne peut reprocher à l'anesthésiste de ne pas vouloir endormir un patient. Ce qui m'est d'ailleurs arrivé.

En quelles circonstances?

Le patient – une urgence complexe – allait être opéré par un chirurgien qui n'était manifestement pas qualifié. J'ai demandé à ce qu'il en appelle un autre mieux qualifié pour l'aider en lui disant qu'il n'était pas question qu'il se lance tout seul dans une intervention délicate.

Que s'est-il passé?

Il a obtempéré bien sûr, mais les chirurgiens n'aiment pas ça.

Estimez-vous que le médecin-anesthésiste a aussi cette fonction-là, le devoir de s'opposer à un chirurgien?

Oui, dans la plupart des conflits que j'ai avec des chirurgiens, c'est parce que je me mets à la place du patient, et là, je suis trop à même de voir ce qui se passe en matière d'intervention abusive, d'actes opératoires non justifiés. C'est un problème très pénible aujourd'hui, tous ces actes opératoires non justifiés, qui sont faits simplement pour que la clinique tourne, ou pour que le chirurgien opère. Nous avons une responsabilité : il faut refuser, même si les conséquences sont lourdes.

Sur ce point, je m'oblige à être catégorique. Je ne peux pas accepter qu'on opère un patient qui pourrait être quelqu'un de ma famille, ou quelqu'un de proche, sans qu'il y ait une justification thérapeutique. C'est grave, une opération. Le risque ne sera jamais nul, ni pour le chirurgien ni pour l'anesthésiste, jamais zéro. Alors qu'il ne soit pas nul, c'est une chose, mais que ce petit risque incontournable repose sur une justification relative, ce n'est pas bon. Or, actuellement, il y a des problèmes.

C'est-à-dire des abus.

Oui, et le piège est que l'on s'assure de l'accord des patients en leur disant qu'il n'y a pas de risque. Or il y en a toujours, et il y en aura toujours, aussi minime soit-il.

Dans ces conflits-là, estimez-vous qu'il est de votre devoir de médecin d'en faire état au patient?

Là, on touche un problème déontologique terrible. Cela m'est arrivé, encore récemment. Un patient allait subir une intervention que je considérais comme non justifiée; en clair, il risquait davantage avec cette intervention que sans intervention. J'étais dans une situation délicate puisque le chirurgien avait justifié son opération par l'absence de risque opératoire.

Comment je m'en suis sorti? En allant voir le patient. J'ai fait en sorte qu'il me pose la question à moi. Il m'a dit : « Docteur, que pensez-vous de cette opération, comporte-t-elle des risques? » Je lui ai répondu, je lui ai dit que, chez lui, il y avait des risques.

Quand le patient me le demande, je réponds très franchement, tant pis pour la suite. Finalement, il est sorti sans être opéré.

Mais c'est rare...

Oui et non. En 1985, 1986, 1987, il y avait les problèmes de transfusion sanguine, les risques de sida, on le savait. Une fois, avec un chirurgien avec qui je travaillais et pour lequel j'avais beaucoup d'estime, cela s'est posé. Il s'agissait d'un patient que nous avions opéré ensemble. Ce patient était âgé, quatre-vingts ans, et il avait une hémoglobine à neuf. Le chirurgien m'a dit : « Jean-Pierre, sois gentil, passe-lui un petit culot de sang, ça lui fera du bien, ça va le remonter. – Attends, il a neuf grammes d'hémoglobine, il va refaire un gramme d'hémoglobine par semaine, je ne vais pas le transfuser. – Écoute, quand même, fais-le, on en reparlera demain. » Le lendemain, il m'en a reparlé : « Il faut absolumnt que tu le transfuses. J'ai répondu : – Il est hors de question que je le transfuse, ce n'est pas possible, je ne transfuserai pas. Ce n'est pas justifié. – Dans ce cas-là, je le fais. – Si tu le fais, ça veut dire que tu n'as pas confiance en moi, et on ne va plus travailler ensemble. » Eh bien, il a lui-même fait transfuser son patient, et on ne travaille plus ensemble. C'est triste, on s'aimait bien.

Donc, là aussi, ne pas avoir peur du conflit.

Oui, et pour cela il est très important que l'anesthésiste soit en position de s'opposer, et, le cas échéant, de s'opposer au chirurgien.

Et pendant l'opération?

Une anesthésie, quelle qu'elle soit, c'est un roman policier. On tourne la première page, on ne sait pas ce qu'il y aura à la suivante. Le mieux pour finir le livre tranquille, c'est d'avoir anticipé. Il faut deviner ce qu'il y a derrière la deuxième page, etc.

Dans une anesthésie générale ou loco-régionale, la principale qualité d'un anesthésiste, à mes yeux, est la capacité d'anticipation réfléchie d'un problème qui peut arriver à n'importe qui, n'importe quand : l'arrêt cardiaque, le grand choc, l'allergie massive, le choc hémorragique. Si on est vigilant, eh bien il est très rare que cela arrive sans qu'il y ait eu ce que les Américains appellent un « événement sentinelle ». Cet événement sentinelle, qui va être tout à coup une chute de tension un peu plus prolongée, une fréquence cardiaque qui se ralentit, une agitation ou des sueurs, toutes ces petites choses-là, si on les prend en compte de façon anticipée, on évitera le drame.

L'anesthésie, c'est un peu comme l'aviation; quand ça commence à ne pas aller bien, c'est la catastrophe. Dans les deux cas, il y a deux périodes très vulnérables : le décollage – ou l'endormissement – et l'atterrissage – ou le réveil. Mais il n'empêche qu'en vol de croisière il peut y avoir des turbulences, il peut y avoir des tas de choses. Il faut être vigilant et agir très vite.

Vous allez plus loin encore dans cette comparaison, vous dites que si, dans l'aviation, soixante-quinze pour cent au moins des catastrophes sont liées à des erreurs, la proportion doit être au moins la même en anesthésie.

Oui, absolument. Ça ne veut pas dire qu'il n'y a pas des circonstances atténuantes. Cette vigilance, autant elle est facile à avoir dans les premières heures d'activité, autant, en fin de journée, après avoir fait tourner deux ou trois blocs, avoir eu sept ou huit heures d'activité en salle d'opération, pris en charge les urgences, fait certaines concessions compte tenu du planning des infirmières, autant là elle est difficile, mais cela ne change rien.

Il vous faut résister à l'attrait de ces circonstances atténuantes.

Oui, et il y en a tellement... Parfois, c'est ce qui me paraît le plus dur. La fatigue, la pression des « amis », du style : « Allez, Jean-Pierre, c'est une petite intervention, on la fait là, en vitesse, j'ai ma consultation après, ça m'arrange. » Parfois, aussi, les patients eux-mêmes vont vous pousser à transgresser vos règles de rigueur. Les patients – quelques-uns – sont devenus très exigeants. On l'oublie, ça. Certains vont dire : « Oui, mais moi, si vous m'opérez, c'est maintenant et pas demain; et je veux telle anesthésie », etc.

Vous est-il arrivé de n'avoir pas résisté à ces amicales pressions et d'avoir fait une bêtise?

Oui, j'en ai une à laquelle je pense souvent. C'était à l'hôpital, une urgence est arrivée un soir. Le lendemain matin, le chirurgien voulait absolument l'opérer, parce qu'il était vacataire. S'il ne fait rien durant sa vacation, il se sent un peu inutile.

Ce patient avait une histoire et un électrocardiogramme d'insuffisance coronarienne classique, connue, bien tolérée et bien équilibrée par son traitement, donc, pas de problème majeur. Je le vois, je lui branche l'électrocardio, et, en regardant le scope, je me dis : « Il y a une modification par rapport à l'électro de référence, cela ne me plaît pas. » Il n'y avait aucune symptomatologie douloureuse, il n'y avait rien. Il n'y avait que cette onde T négative, mais plus négative que la référence, et qui ne me plaisait pas. Intuitivement, je préviens le chirurgien : « Écoute, moi, ça ne me plaît pas. J'aimerais bien qu'on diffère ce patient et qu'on voit ça de plus près. Il n'a pas mal, sa coronaropathie est bien, mais bon. »

Le chirurgien me répond : « C'est embêtant, il a quand même une fracture, c'est une petite chose, fais-lui une péridurale. » Alors, je n'ai pas résisté; je lui ai fait une péridurale qui, par chance, a été superbe, sans problème. À la vingtième minute après le début de l'intervention, le patient a fait un arrêt cardiaque brutal et irréversible, malgré la réanimation immédiate entreprise. Ils l'ont récupéré, mais trop tard.

Chez ce vieux monsieur, je ne pense pas que ce soit ni ma péridurale ni la chirurgie qui aient entraîné cette évolution. Je pense que c'est une évolution qui serait probablement arrivée spontanément. Mais, néanmoins, je me reproche de ne pas avoir été très rigoureux et de ne pas avoir dit : « Écoute, péridurale ou pas péridurale, urgence ou pas urgence, vacation ou pas vacation, il y a une onde T qui ne me plaît pas. On diffère. »

Ce reproche que vous vous faites, comment s'exprime-t-il?

C'est un reproche entre moi et moi. Je pouvais parfaitement, si j'avais été ferme, refuser. Le chirurgien en question – un chirurgien de qualité – m'aurait dit : « Très bien, Jean-Pierre, tu ne veux vraiment pas le faire, on ne le fait pas. » Le problème, c'est que, parfois, on peut se croire invulnérable. Sur un plan technologique, on est très protégés parce qu'on a acquis une forte compétence. On est comme au sommet d'une technicité, mais il y a des chutes qui nous ramènent à la modestie. Le problème est que ces aléas ne surviennent pas de façon inopinée; c'est toujours parce que dans nos têtes on n'a pas eu une attitude assez rigoureuse. Ce vieux monsieur, son évolution spontanée aurait été la même. Il aurait probablement aggravé sa coronaropathie en l'absence de toute douleur qui aurait attiré l'attention. Son décès est survenu au moment où il devait survenir. Il y a des gens qui meurent dans leur lit, sans intervention. Mais pourtant, ce jour-là, sur le plan de ma rigueur intellectuelle, je m'en suis voulu.

Ce reproche doit-il rester intime, personnel, comme un secret?

Oui, ça ne regarde que moi. C'est un choix délibéré, mais cela tient aussi au cœur même de cette spécialité – spécialité de l'ombre, on est l'armée des ombres. Tout doucement, en vingt ans, j'ai vu l'évolution, avec la considération des patients pour l'anesthésiste-réanimateur de qualité. Il n'y a pas de mystère, on est largement récompensés par les regards que l'on a des patients. Il y a vingt ans, ils ne savaient même pas qui s'occupait d'eux, qui les endormait, si c'était un médecin ou une infirmière. Mais cette spécialité à hauts risques est quand même une spécialité qu'il faut assumer presque seul.

Et ces accidents anesthésiques, vous en parlez avec les chirurgiens?

Bien sûr, je crois que dans des situations comme ça, où il y a un drame humain, il faut parler. En même temps, quoi qu'il en soit, dès qu'il arrive, il faut, je me répète, assumer, et on ne peut le faire qu'en équipe.

Assumer veut dire : il faut porter...

Il faut porter... Il faut assumer la charge de cet accident vis-à-vis des proches du patient, de la famille, des enfants. Et c'est terrible. C'est d'autant plus terrible qu'il faut le faire d'emblée. Il ne faut pas attendre. Il ne faut pas que ce soit une infirmière ou une surveillante qui téléphone à la famille pour dire : « Il y a eu un problème! » C'est au médecin-anesthésiste de le faire. Ce n'est pas au chirurgien. C'est au chirurgien s'il y a un problème chirurgical. Si c'est un problème d'anesthésie ou de réveil, c'est à l'anesthésiste. Il n'y a pas d'autre voie que d'être transparent. En ce qui me concerne, depuis que je fais ce métier, mon repère est que j'ai toujours choisi mes décisions thérapeutiques ou mes décisions technologiques comme si elles concernaient quelqu'un qui faisait partie de mon environnement familial ou de mes proches, ou moi-même. Je fais ce que j'aimerais qu'on me fasse. Donc, sur ce plan-là, je suis tranquille dans ma tête. Ça ne veut pas dire que je sois meilleur qu'un autre, ça veut dire que, pour parler à la famille après un drame, je vais toujours avoir cet argument qui me permet de supporter la situation.

Cela veut-il dire que votre repère essentiel est de ne faire que des choses que vous êtes capable de pouvoir expliquer?

Absolument. Même si les choix sont multiples. Il n'y a pas des vérités d'un côté et des erreurs de l'autre. Il y a tellement de vérités et tellement d'erreurs. Mais il me faut, à moi, une justification. Ce que je fais, me le serais-je fait ou aurais-je accepté qu'on me le fasse? Voilà. C'est pour cela que je ne peux pas supporter qu'on fasse à des gens des choses que certains prescripteurs n'accepteraient pas qu'on leur fasse. Le patient cobaye, au sens le plus péjoratif du terme, ou le patient tiroir-caisse.

Mais cette responsabilité, j'y reviens, vous l'avez vis-à-vis de vous-même et non vis-à-vis du patient.

La responsabilité en matière de problèmes, c'est uniquement vis-à-vis de soi. Je considère que le patient n'a pas à interférer dans les problèmes qui lui arrivent. C'est moi le responsable. Maintenant, par rapport à lui, je me sens pleinement responsable de la qualité des prestations péri-opératoires qui vont entourer son hospitalisation.

Par exemple, dans le cas de cet accident qui est survenu, qu'avez-vous dit à la famille?

Que nous avions opéré cet homme parce que, sur le plan chirurgical, il y avait une intervention à réaliser, que sa coronaropathie semblait stable et que, en pratique, elle l'était probablement, mais que l'on avait sous-estimé cette stabilité. Je n'ai pas parlé à la famille de ma préoccupation. J'ai dit que je m'étais préoccupé de savoir si, sur le plan symptomatologique, il n'y avait rien de nouveau.

De fait, le langage de pleine vérité, vous ne l'avez qu'avec le chirurgien, mais pas avec la famille.

On ne peut pas. C'est quelque chose qui n'apporterait rien. La famille m'a demandé : « Vous l'avez endormi. » Je lui ai dit : « Non, on ne lui a fait qu'une anesthésie du bas du corps pour prendre le moins de risques possible. » Mais, là encore, le fait d'affronter directement la famille, de parler d'emblée aux gens, en les regardant dans les yeux, cela aide. Parce que la première chose que la famille me demande, c'est : « Vous savez, ça fait déjà longtemps qu'on le soignait pour son cœur, on savait que ça finirait très mal. »

Avez-vous l'impression, là, d'avoir caché quelque chose à la famille?

En l'occurrence, non. Non, parce que même si on n'avait rien fait, ça se serait passé comme cela.

Vous est-il arrivé de faire de véritables fautes?

Il m'est arrivé de me tromper, comme tout un chacun de temps en temps dans sa vie. Il m'est arrivé de me tromper d'ampoule, et d'utiliser une ampoule d'adrénaline alors que je pensais que c'était une ampoule d'atropine. Dans la précipitation, il peut m'arriver de ne pas être suffisamment vigilant pour vérifier absolument tout. Mais l'important est qu'une présence continue m'ait permis, dans ces cas, de transformer très vite un incident en une évolution favorable, alors que mon absence aurait pu être fatale.

Il m'est arrivé également de faire un mauvais choix de technique, ou de ne pas avoir des gestes aussi brillants que d'habitude, et d'entraîner ainsi des petits effets secondaires. Mais bon, tout finit par s'arranger.

Reste que, contrairement à ce que l'on entend un peu partout, vous affirmez que les erreurs en anesthésie ne sont pas dues à la fatalité. Vous sentez-vous un devoir de le dire? Il y a quand même beaucoup d'erreurs, et peut-être beaucoup d'erreurs non pardonnables. Faut-il aller, à votre avis, jusqu'à rompre le mur du silence médical?

Oui, ce silence n'est pas justifié. Les Américains ont été les premiers à dénoncer les accidents anesthésiques comme étant liés à l'absence de surveillance, et à une prise en charge insuffisante des événements sentinelle. On le sait, depuis dix ans maintenant que cela a été publié. Il est évident qu'il n'est plus possible de ne pas les suivre. Je crois que le mur du silence est ce qu'il y a de pire. En médecine anesthésiste, c'est un mur qui est facile à bâtir.

Voyez le cas des prothèses de hanche, que l'on met à tour de bras. Le chirurgien va dire à des gens qui sont pourtant parfois dans un état général catastrophique : « Ne vous inquiétez pas, on vous la fera sous péridurale. » Ce n'est pas sain. En consultation, quand des familles amènent leurs grands-mères pour une pose de prothèse de hanche, je les préviens : « Il y a un risque. Le problème est de savoir si vous voulez le prendre. Et si on prend ce risque, alors on le prend ensemble. » Dans ce cas-là tout est possible. Mais j'ajoute : « Que ce soit sous péridurale ou sous anesthésie générale, il y a un risque de décès. » J'emploie ce mot : « Il y a risque de décès. Vous voulez le prendre, ou ne pas le prendre? »

En même temps, je crois qu'il ne faut pas rendre les gens plus malheureux qu'ils ne le sont déjà. Cela les arrange-t-il de savoir qu'il y a eu faute? Ou cela les rassure-t-il de savoir qu'au détour d'une prise de risques concertée, il y a eu un problème et que, face à ce problème, on a tout fait mais que l'on n'a pas réussi?

Mais la situation est quand même différente quand il y a une faute caractérisée...

S'il y a un décès et que c'est moi qui ai fait la faute, mais une faute sévère, eh bien, dans ce cas-là, si la question m'est posée, je répondrai effectivement que j'ai fait la faute.

Et la faute des autres? Vous êtes en situation de savoir que certaines personnes ont fait une faute. Que faites-vous?

Ne pas se taire. Dans l'affaire de l'hypnovel, un sédatif très puissant, il me paraissait important de dénoncer le mauvais emploi de ce produit, qui a abouti à beaucoup d'accidents mortels. Voir des dentistes s'en servir alors que, s'il y a un problème, ils n'ont pas le matériel pour réparer, non.

On a actuellement de vraies bombes, et il est insensé que des gens s'en servent sans précaution. Les Américains avaient analysé ces accidents de façon méthodique, et ils s'étaient aperçus que, mal utilisé, il pouvait d'abord provoquer des événements sentinelle sous-estimés, et ensuite entraîner des arrêts cardiaques. L'hypnovel en question, utilisé par n'importe qui, n'importe comment, et dans des conditions de sécurité non respectées, neuf fois « ça passe », une fois « ça casse ». Mes collègues m'ont reproché de mettre la question sur la place publique.

C'est un argument, lourd d'infantilisme, que celui qui vous a été avancé...

Mais le milieu médical est aussi fait de psychorigidité et d'intolérance tout à fait irrationnelle. Le milieu médical, c'est cinquante pour cent de médecins qui se taisent, vingt-cinq pour cent qui sont à l'aise, et vingt-cinq pour cent qui ne sont pas « comme il faut ».

Et il est de votre fonction de le dire tout haut...

Mais oui, parce que la médecine, c'est la prise en charge de patients; ils n'ont, en aucun cas, à payer pour l'absence de professionnalisme. Le patient qui vient doit penser qu'il va tomber sur un professionnel chirurgical, sur un professionnel anesthésiste et sur des professionnels infirmiers. Il faut tout faire pour qu'il ne se trompe pas. À quel titre devrait-il faire les frais de cet amateurisme?

Passons à la réanimation.

La réanimation est d'autant plus simple que la chirurgie est bien faite. En réanimation, notre rôle d'anesthésiste est, là encore, avant tout, la prévention; il faut anticiper.

Or l'anticipation dans ce domaine est le plus souvent affaire de bon sens, de concertation avec le chirurgien – c'est tout à fait passionnant.

Que faites-vous à la sortie de la salle d'opération?

Il y a des prescriptions de perfusions qui sont faites par l'anesthésiste. Si les patients sont sous péridurale, on les conduit en salle de réveil ou dans leur chambre, pour qu'ils récupèrent, qu'ils puissent reprendre une autonomie au plus tôt. Leur confort, leur donner à boire dès que possible, voilà des priorités.

Si c'est une anesthésie générale, à la fin de l'opération, j'assure leur réveil complet. Leur autonomie respiratoire, la reprise de leur conscience, et ils vont en salle de réveil pendant quelques heures. Après, ils remontent dans les étages, donc je vais aller les voir en salle de réveil, plusieurs fois, puis je vais autoriser leur remontée dans les étages. Et je repasse les voir, le soir, le lendemain matin, etc.

La première obligation, en fait, c'est une présence régulière.

Oui, régulière et quotidienne. Et c'est au médecin de l'avoir.

En termes techniques, c'est compliqué?

Non, mais cela dépend. Il y a la réanimation chirurgicale classique qui est quelque chose de très simple, il faut que cela le reste. Et puis, il y a la réanimation lourde, très différente. On la pratique entre trente et quarante ans, cela permet d'acquérir des réflexes de réanimation chirurgicale en matière de survie, d'arrêt cardiaque, de détresse respiratoire.

C'est très particulier puisqu'on va avoir affaire à des malades qui seront souvent intubés, ventilés, qui ont un pronostic vital compromis, avec un pourcentage de décès dans les unités de réanimation lourde qui va tourner autour de trente à cinquante pour cent.

Les situations d'acharnement thérapeutique ou de réanimation abusive sont-elles fréquentes?

Il arrive que sur des arrêtés cardiaques péri-opératoires, la réanimation classique soit mise en route. Mais, étant responsable dans certaines circonstances de ce type de patients, eh bien, j'arrête la réanimation ou les gestes de la réanimation à partir du moment où je considère que l'anoxie cérébrale est trop importante.

Arrêter les gestes, cela veut dire quoi?

Cela veut dire arrêter les vasopresseurs, arrêter le respirateur. Cela veut dire ne pas continuer la ventilation contrôlée. Parce que l'on peut maintenir en coma chronique quelqu'un avec des vasopresseurs et avec une ventilation contrôlée pendant un certain temps. C'est ce qui se passe sur les comas dépassés.

Ce choix se fait à partir du moment où il y a des risques de séquelles neurologiques très forts. C'est un moment clair?

Non, c'est purement personnel et intuitif en fonction de ce qu'on a acquis en *background* et en expérience au sein d'équipes de réanimation. Mais c'est un problème personnel sur le plan conceptuel. Cela veut dire qu'il y a des équipes de réanimation qui sont beaucoup plus tolérantes en matière de durée et de prise de risques, d'autres moins.

Mais là, c'est une équipe qui décide.

C'est une équipe. Néanmoins, c'est toujours la même chose, je crois que le médecin qui est responsable du patient

– parce qu'il l'aura pris en charge lui-même dès le départ – est le seul habilité à décider si on continue ou si on arrête. Mais, là encore, comme en matière de traitement de la douleur, il y a parfois délégation de prise de décision. Cela veut dire : « Eh bien, écoute, tu fais comme tu le sens. »

Qui dit cela?

Le médecin-réanimateur qui ne va pas oser, par exemple, arrêter un respirateur. Il va facilement dire à son collègue : « Bon, écoute, moi, je ne sais pas très bien quoi faire, fais ce que tu penses devoir faire. » Et cela peut durer, personne ne prend la décision. Ce n'est pas une décision facile à prendre, certes. C'est un problème terrible que l'anesthésiste a de plus en plus à prendre en charge.

Mais vous, comment tranchez-vous?

Je tranche là encore avec le même repère en me mettant à la place du patient ou en considérant la personne comme étant quelqu'un qui me serait proche, et en pensant surtout à moi. « Si moi j'étais dans cette situation-là, j'arrêterais la machine. » Et si c'était moi qui étais en phase terminale, quand tout d'un coup, il n'y a plus la dignité humaine, c'est-à-dire plus de relation avec l'environnement, même un coma léger mais avec la sonde urinaire, les couches-culottes, les escarres, la position fœtale, l'absence de dignité complète, non!

Et alors, que faites-vous?

Là, tout d'un coup, la posologie morphinique pour la douleur va devenir telle qu'elle va provoquer l'arrêt respiratoire.

Certains préfèrent employer d'autres produits pharmacologiques.

Il y en a qui choisissent autre chose que ce que l'on appelle le cocktail lytique – mélange de calmants et d'analgésiques.

On endort profondément le patient, et on le curarise de façon telle que, brusquement, on aboutit à l'arrêt cardio-respiratoire. Ce qui ne me satisfait pas dans le cocktail lytique, c'est qu'il comporte une part d'hypocrisie. Il cache, sous une forme de sédation continue, une finalité qui va être la même; mais avec un spectacle qui dure, un spectacle où il n'y a plus de dignité humaine.

À un moment donné, il faut savoir s'arrêter et le faire franchement...

Oui, mais je préfère l'injection intraveineuse directe qu'il m'arrive de faire. Mais le problème de cette injection intraveineuse directe est qu'elle ne peut se faire que dans le plus grand anonymat, vis-à-vis du personnel et de la famille. On ne sait jamais précisément quand on va la pratiquer. Cela vient dans la tête : voilà, c'est le moment. C'est très dur à vivre. C'est la même finalité que le cocktail lytique, mais la façon de procéder diffère.

Vous ne le dites à personne?

Je crois qu'il ne faut pas le dire, il ne faut pas chercher de complicité dans cet acte qui ne concerne, à mon avis, que le médecin. Et, là encore, je ne comprends pas qu'on délègue aux infirmières la prise en charge de la mise en route d'une telle décision. C'est tellement facile de déléguer. Si une infirmière souhaite dans cette prise en charge être d'une grande complicité avec le médecin, c'est autre chose, ce n'est plus une délégation, mais une répartition des tâches. Sinon, dire à une infirmière : « Tiens, prépare un cocktail lytique et va le poser chambre 423 », non! ce n'est pas comme ça que je conçois les choses.

Cette piqûre intraveineuse, vous pouvez la faire sur n'importe quel patient? Ou est-ce que cela dépend d'une relation que vous avez eue avec lui? Ou encore, est-ce lié uniquement à un tableau clinique?

Je crois que, là, il y a deux cas de figure. Le cas de figure habituel, c'est un patient que je connais, que j'aurais pris en charge, dont j'aurais vu tout d'un coup l'évolution se dégrader, ou qui sera revenu me voir dans un état gravissime. Là, le contact avec la famille a déjà été établi. Ça ne peut se faire, ce genre de choses, qu'après avoir eu avec la famille des entretiens de confiance. Il faut la préparer pour qu'elle ne soit pas surprise, il faut dialoguer, affronter les vrais problèmes, ne pas raconter n'importe quoi.

Le second cas de figure : après une absence de vacances, on revient dans les services, et, dans un étage, on a à prendre en charge un patient dans une situation finale. Si on ne le connaît pas ou si on ne l'a jamais vu, s'il est trop tard pour qu'on puisse avoir avec lui un échange, il faut prendre contact avec la famille pour mieux percevoir les choses.

C'est le médecin « seul » qui le fait. Vous dites : « Je ne veux pas de complicité. » Mais, seul, peut-on assumer cette décision?

C'est dur. L'injection intraveineuse directe, même faite avec la plus grande douceur, la plus grande patience, etc., même faite sur quelqu'un d'inconscient, c'est un acte différent où je ne suis pas sûr que la présence d'une infirmière soit souhaitable. Alors, on le fait seul, seul avec sa conscience.

Mais peut-on en parler? Est-ce un acte que l'on peut garder, seul?

On peut en parler. Mais pourquoi? Tout le monde le sait, le contexte paramédical dans lequel s'effectue cette injection ne trompe personne, en tout cas pas l'équipe soignante. Cela ne trompe pas les personnes qui ne veulent pas être trompées, cela veut dire que l'infirmière vous voit passer, elle vous voit repasser et, tout d'un coup, elle va voir qu'après un passage le patient s'est endormi. Il n'y a pas besoin d'en parler. Le recueillement silencieux s'impose.

Vous ne dites rien en sortant de la chambre?
Non.

Et ce n'est pas vous qui notez le décès?
On m'appelle. On m'appelle en me disant : « Venez, il est mort. » Ou plutôt non, on me dit : « Venez, il est décédé. » Car « mort » est un mot que l'on n'emploie pas.

Jamais vous n'avez eu de regret?
Non, la décision est claire, même si le moment est incertain. Toujours incertain au point qu'une fois sur trois, quand ce n'est pas une fois sur deux, l'évolution spontanée aboutit aux mêmes effets. Avant même que l'on fasse l'injection, le patient est mort.

Comme si cela allait de soi.
Oui, mais cela peut se jouer à une heure près.

Il y a beaucoup de facteurs. Dans cette décision, il y a quand même aussi la famille; si la famille vient voir le malade, si la famille veut le voir, si quelqu'un vient de loin pour le voir dans l'état où il est, tout cela intervient.

À une époque, on imaginait qu'il fallait avoir la complicité de la famille. Mais c'est une aberration. On dit : « La famille le souhaite, etc. » Mais la famille n'a pas à le souhaiter. La famille, il n'y a qu'à la regarder pour comprendre. On n'a pas à lui demander quoi que ce soit, et on n'a surtout pas à la rendre complice de quoi que ce soit. D'autant que, parfois, la famille peut vous demander d'abréger la vie du proche, mais c'est souvent trompeur. Il ne faut pas se laisser piéger.

Oui, et se laisser piéger par le patient avant?
Ça, c'est terrible. C'est une de mes plus dures expériences personnelles de médecin. En prenant en charge des patients au début de leur maladie, je croyais alors que, dans certains cas, il fallait être relativement transparent avec eux. Un petit

peu sur le modèle américain : « Vous avez le cancer, monsieur, vous allez mourir dans deux mois, prenez vos précautions, etc. »

Et une fois, il y a dix ans à peu près, je me suis laissé avoir par un homme qui était encore jeune. Il avait quelque chose de grave, très grave. Il le savait, et je m'y étais attaché, je l'avais pris en charge en postopératoire. Quelques mois plus tard, il était revenu pour une hospitalisation, liée à une évolution métastasique. Un soir, il m'a regardé dans les yeux en me disant : « Docteur Tarot, alors cette fois-ci, ça y est, je suis foutu. Donc il va falloir que je prenne toutes mes dispositions, etc. »

J'ai répondu : « Mais non, écoutez, n'exagérez pas, il y a une phase critique. – Mais si, mais si, à moi, vous pouvez me parler, j'ai confiance en vous, on se connaît depuis longtemps, le chirurgien n'ose pas me le dire, mais vous, vous le pouvez. » Alors, je lui ai annoncé : « Oui, effectivement, cette fois-ci, c'est grave, très grave, et vous devez préparer vos papiers, il faut les faire. »

J'ai vu alors l'intensité lumineuse des yeux de cet homme changer. J'ai vu d'un coup ses yeux s'éteindre et j'ai compris que j'avais fait la plus grosse bêtise : il ne faut jamais le dire, jamais, jamais le dire. Même quand ils vous le demandent. Tous, on n'a tous qu'une seule envie, c'est de se raccrocher à une branche de deux centimètres par le petit doigt.

Il ne faut jamais le dire... Mais n'est-ce pas aussi parce que, en fait, on ne sait peut-être pas tout, que la vie peut être plus résistante?

Non, il n'y a pas de mystère. Il peut arriver qu'on se trompe, et qu'on assiste à des évolutions étonnantes. Mais bon, il n'y a pas de vrais mystères. À quatre-vingt-quinze, à quatre-vingt-dix-huit pour cent, on ne va pas se tromper. En revanche, à cent pour cent, ils ont envie de se raccrocher par leur petit doigt à la petite branche. Cette histoire m'a bouleversé et me bouleverse encore. Je m'en souviendrai toujours, de cet homme qui me regardait avec des yeux vifs, et dont les yeux se sont éteints. Énorme erreur.

Donc, ne pas dire.

Il ne faut pas non plus les prendre pour des guignols. Je ne mens pas, mais il faut parfois se taire; et il faut tout le temps adapter son discours à la personne qu'on a en face. Il est hors de question, quand quelqu'un arrive et vous annonce : « J'ai perdu vingt kilos, je ne mange plus, je n'arrive plus à respirer », de lui répondre : « Mais ça va très bien, monsieur, vous savez, ça va passer. » Non, il faut lui dire : « C'est dur, ça va être dur, mais on va se battre, et on va gagner peut-être une petite bataille, ça va être dur. »

Mais comment se repérer? Comment le docteur Jean-Pierre Tarot arrive-t-il à s'en sortir dans une relation humaine qui est quand même très particulière, faite de secrets et de silences? Elle repose, certes, sur la confiance, mais aussi sur la dissimulation. En salle d'opération, on va encourager le malade : « Tout va très bien, je m'occupe de vous. » À la fin, on ne va surtout pas lui annoncer qu'il va mourir.

Je sais, ce n'est pas normal, mais c'est ainsi. D'abord, ne l'oublions pas trop, la médecine reste le domaine de l'incertitude. Je suis intimement persuadé que le médecin doit prendre l'avantage relationnel des événements qui vont survenir. C'est lui qui prend en charge au sens propre, il doit susciter une croyance de la part du malade. Le malade n'attend que cela.

Le malade attend que le médecin lui apporte une certaine illusion...

Tout à fait. Illusion et honnêteté. C'est un drôle de mélange. Je dirais qu'il a besoin d'illusions et qu'il a besoin –

je vais employer un mot qui fera rire – d'amour. Oui, dans cette situation-là, il a besoin d'amour, celui qui se noie a besoin qu'on lui tende la main.

Une clinique ou un hôpital, ce n'est pas un endroit pour les humains. Le milieu médical est un milieu qui fait peur. Tout fait peur, tout concourt à faire peur. Alors, en échange, dans ce monde douloureux, le patient a besoin d'illusions et d'amour, et il faut lui en donner un peu. C'est pour cela que je touche beaucoup les gens, je les regarde beaucoup dans les yeux – j'en ai besoin. Mes rapports sont très sensuels parce que c'est une situation de détresse. Les plus grands P-DG, les plus costauds, les forts des halles, les plus grands décontractés du monde, dès qu'ils sont dans un établissement de soins, tous sont « en détresse ».

Et vous, vous êtes là, en contrepoint.

Je suis malheureux, mais, par ailleurs, cela demande beaucoup de courage, enfin, courage n'est pas le mot, cela demande d'assumer certaines choses, mais, surtout, vis-à-vis du patient, j'ai l'impression d'avoir respecté un contrat. D'avoir fait pour lui ce qu'il attendait de moi.

Certains craquent...

Oui, je me souviens de l'histoire de ce médecin anesthésiste de l'hôpital de Melun. Il s'est suicidé après un accident anesthésique survenu chez un enfant. C'était un type bien, très bien. Mais on exerce un métier de fou, avec sa part d'aléas inévitables, et, quelquefois, un métier dramatique.

En même temps, je nuance, car on va s'occuper de sujets de quatre-vingt-dix ans. Souvent on va leur permettre d'avoir un confort de vie dans les meilleures conditions sans perturber leur équilibre de libellule. C'est là un aspect merveilleux de notre métier.

Peut-on vieillir anesthésiste?

On ne peut pas, jusqu'à soixante-cinq ans, tourner à cent cinquante à l'heure, quatorze heures par jour, à ce train, en faisant les gardes et les astreintes. Là se situe le danger. Il faut également se méfier d'une trop grande confiance en soi qui nous fait faire des bêtises.

En fait, le seul garde-fou, c'est soi-même?

Je crois que l'anesthésiste n'a pas d'autre garde-fou que lui-même; on cite le pouvoir médical, le pouvoir chirurgical, mais le pouvoir de l'anesthésiste est incontrôlé ou mal contrôlé. Il s'agit d'un pouvoir terrible – ce n'est pas un métier à laisser à la portée de tout le monde. Du reste, certains anesthésistes feraient mieux d'entreprendre autre chose, de quitter la partie.

Quant aux autres, j'espère que l'on aura la sagesse de savoir s'arrêter à temps.

4

CHRISTINE CHAUMON

Christine Chaumon est un roc. On pourrait en douter quand on la voit, si douce, les yeux si clairs, cette manière discrète qu'elle a de ne pas s'imposer, cette façon d'être là, tout simplement, avec sa voix tranquille et posée.

Christine Chaumon est un roc. Heureusement ! Autour d'elle, les montagnes sont élevées. Elle a une des tâches les plus dures que l'on puisse imaginer : tenter de soigner les enfants fous, les enfants autistes, ces enfants qui restent, pour l'extérieur, un mystère complet. Elle est pédopsychiatre. Elle a quarante ans, ou un peu plus. Depuis un an, elle remplace le très charismatique Tony Lainé, décédé pendant l'été 1992, et dirige un des secteurs infanto-juvéniles du département de l'Essonne. Elle n'est pas novice. Depuis plus de dix ans, elle travaille, dans ce département, à multiplier les structures de soins, à chercher des familles d'accueil, à tenter de faire germer des solutions, à déposer quantité de petits cailloux pour ne pas se perdre. Ainsi, en 1991, s'est ouvert, à l'initiative de Tony Lainé, un restaurant, *Le Littoral*, qui fonctionne uniquement grâce à des malades mentaux.

Christine Chaumon est un roc. Récemment est né un conflit, tout à fait unique dans l'histoire de la psychiatrie, où tout un hôpital – celui d'Étampes, dont elle dépend – s'est retrouvé en lutte contre son nouveau directeur, homme singulier, ancien militaire, qui n'avait d'autre souci que de tout réglementer. Un combat de chefs où il fallait, bien sûr, vainqueurs et vaincus. Christine Chaumon a essayé de parler, de convaincre ce directeur. Puis elle s'est retirée de l'arène, continuant à travailler, retournant au Pradon, une maison transformée en hôpital de jour. « Si les gens ne me croient pas, si les gens ne veulent pas comprendre ce que l'on fait, que voulez-vous que je fasse? Je me tais. »

Christine Chaumon est un roc. Cela ne veut pas dire qu'elle ne soit pas fragile. Mais elle a, dans les mains, un fil. Elle le tient avec une force peu commune. Elle ne le lâcherait pas pour tout le bonheur du monde. Ce fil s'appelle la vie. La vie qui résiste, malgré tout, malgré la folie des uns et des autres. Elle en parle ici.

Ici, c'est votre bureau?

Je n'ai pas de bureau, mais c'est momentané. Je n'aurai pas de bureau tant que je ne serai pas sûre de rester ici.

Je le trouve un peu froid, il ne semble pas habité.

En même temps, cela est signifiant. C'est un peu l'histoire de ce service, l'histoire de Tony Lainé, cela correspond à un certain temps.

C'était son bureau?

Non, c'est un bureau où je suis beaucoup, et que j'appelle « mon bureau ». Mais c'est transitoire car je préfère les bureaux habités. En revanche, je travaille avec une équipe où la notion du partage du travail, d'une certaine démocratie du travail, etc., fait que tout le monde est dans tous les bureaux et que personne, ici, n'ose mettre sa marque particulière dans un bureau parce que tout appartient un peu à tout le monde.

On est au Pradon, dans une adorable maison d'un quartier pavillonnaire. Mais c'est un hôpital de jour, aussi. Vous avez, vous, l'impression d'être dans un hôpital?

Je suis dans une maison. Ici, les enfants viennent, mais tout de suite ils savent, et en tout cas, on va leur dire que ce n'est pas un lieu banal, que ce n'est pas leur lieu de vie, que cela ne sera pas non plus leur lieu scolaire. Mais, bon, les enfants, même les plus malades, savent très bien repérer dans l'agencement de la structure architecturale, les pièces, les portes, etc., ainsi que les différentes fonctions des différents lieux qui existent dans cet hôpital de jour. Ils intègrent parfaitement le fait qu'ils ne sont pas chez eux.

Le Pradon, c'est un nom qui fait rêver, que l'on imagine savamment choisi. Et puis, c'est si tentant de dire le Pardon.

Peut-être, mais c'est le nom propre de cette vieille maison qui, au tout début, était un lieu d'accueil pour personnes âgées, certaines ayant des problèmes physiques conséquents.

Il n'y a pas que le Pradon, dans le secteur qui dépend du service. Le Pradon, c'est le plus connu, mais c'est un hôpital de jour pour enfants. Nous avons aussi une petite école, des consultations; nous avons une convention avec l'Éducation nationale, et des petites écoles publiques sont implantées soit dans l'hôpital de jour, soit juste à côté, etc. Et puis, il y a le reste, toute notre activité de secteur, c'est-à-dire les placements familiaux, les suivis scolaires. Maintenant, nous disposons d'une palette très variée de champs d'intervention. Cela peut aller de « l'accueil familial thérapeutique » où l'on travaille avec des familles, des structures familiales, des pères, des mères et des enfants, jusqu'à tout ce que l'on appelle les alternatives à l'hospitalisation d'enfants. Nous n'avons pas de lits hospitaliers ni de lieu d'hospitalisation. Pour le moment, on se contente de cadres familiaux.

Enfin, nous avons monté ce que nous appelons les lieux d'accueil d'urgence et de crise qui nous apportent d'autres choix que celui de l'hospitalisation. On travaille, là, avec deux maisons, bientôt trois, qui sont louées par l'hôpital et dans lesquelles nous avons proposé à des couples ce type travail; et on les rémunère au titre des placements familiaux.

En psychiatrie, ce qui fait souvent peur, c'est l'urgence. La folie qui semble s'échapper. Que faites-vous, dans cette galaxie de structures, lorsqu'il y a une urgence, ou une demande perçue comme telle?

On a monté un système de garde vingt-quatre heures sur vingt-quatre. Chaque nuit, chaque week-end : un médecin et un soignant. À partir de là, on prend une décision, soit une consultation en urgence, soit l'entrée dans un lieu d'accueil ou dans une famille; parfois, une simple discussion au téléphone suffit à calmer l'état de crise. En psychiatrie, l'acte est tellement multiforme. Très souvent, simplement assurer à une famille qu'elle va pouvoir nous joindre le week-end suffit à apaiser les choses. Il y a réellement un système d'urgences. On peut être appelé en permanence, et on se répartit les gardes entre les médecins du service.

Mais dans la pratique, par exemple, s'est-il passé quelque chose durant votre dernière astreinte?

Oui, et c'est amusant que vous me le demandiez, parce que, généralement, comme on travaille beaucoup dans la journée, les affaires sont bien suivies, et puis l'urgence psychiatrique dans l'enfance est quand même beaucoup plus rare que chez les adultes. Mais, en ce moment, il y a une urgence latente toutes les semaines qui se répète. Il s'agit d'une jeune fille, c'est un cas très particulier. Pour aller vite, cela rejoint un peu la question de la drogue. En même temps, je ne suis même pas sûre qu'elle soit vraiment toxicomane. C'est ce genre de jeune fille qui touche absolument à toutes les choses hyper-dangereuses – la drogue, l'alcool, les médicaments. Depuis deux ans elle joue avec la mort, elle a fait tous les services psychiatriques de la région parisienne pour les jeunes ados. Depuis quelques semaines, j'essaie, avec une autre équipe, spécialisée en toxicomanie, de monter un réseau de travail qui enraye le processus d'urgence, d'angoisse et d'affolement permanent qui l'entoure, elle et sa famille.

Hier, j'étais de garde. J'ai été appelée plusieurs fois par le père, toujours en tension. Mais je le connais, c'est une relation qui se tisse et qui se construit petit à petit. Je sais bien que Florence vit dangereusement, et, inversement, les parents se nourrissent du drame, de la catastrophe. Tout va dépendre de la réponse que je donne.

Toujours hier, on me parlait des tentatives de suicide de Florence. Il était 17 h 30. Le père disait : « Florence vient de m'appeler. Elle est avec une jeune fille complètement pétée, elle vient de prendre deux boîtes de médicament. » Il faut décrypter. Ce n'est pas la première fois. Il faut que je trouve les paroles qui feront que je maintiens quelque chose qui est au-delà de cet affolement perpétuel, de cet acte dramatique et monstrueux.

Hier, le père insistait, il répétait : « Ma fille vient de prendre deux cachets, etc. » Je sais que, si je réponds : « Vite, amenez-la-moi », je ne ferai qu'aller dans leur sens. C'est un moment difficile, où je dois résister à cette angoisse, à cette mise en acte permanent pour tenter d'arriver à autre chose.

Et, dans le cas présent, sans savoir si elle avait pris effectivement les deux boîtes, s'il y a danger immédiat.

Oui, sans savoir. Je suis obligée de résister d'abord, et tenir avant tout le long terme, c'est-à-dire sortir Florence de l'instant. Je sais que si je l'encourage : « Venez me voir » et que je m'affole, je ne fais que la conforter. Mais ce n'est pas très aisé de parler de ces choses-là.

C'est une jeune fille extrêmement intelligente. Je n'ai aucun doute sur la façon dont ma parole compte et je pense qu'en ce moment elle vérifie si je vais tenir le coup dans tout ça, si, moi aussi, je ne vais pas sombrer dans le drame en permanence. Cela étant, devant une telle demande, je réponds aussi très clairement : « Si vous voulez, vous pouvez, vingt-quatre heures sur vingt-quatre, venir dans notre lieu d'accueil et d'urgence. Et si vous êtes inquiet sur un plan médical, allez immédiatement à l'hôpital de Juvisy. » Reste que je suis obligée de prendre le risque de laisser Florence se droguer, boire, ou... Elle a dix-sept ans.

C'est une décision compliquée et lourde qui implique des risques.

Il y a toute une histoire derrière. Les services ont essayé de l'enfermer. Elle est allée à La Salpêtrière, dans des cliniques privées, des services fermés, des dizaines de services. Si elle décide de sortir, elle sort, et elle recommence.

Elle vole des clés, des médicaments, des ordonnances. Elle est poursuivie en justice. Mais on n'est pas dans une vraie toxicomanie au sens où elle serait accrochée à l'héroïne. Il y a quelques jours, encore, elle m'a appelée. Il fallait que je donne mon avis sur l'achat immédiat de trois CD, repérés à Saint-Michel. Je l'ai écoutée. Elle m'annonce : « Je vais faire ma treizième tentative de suicide, mon père refuse de m'acheter des jeans et des CD. » On discute.

Le père, qui écoutait, me questionne : « Mais si elle se suicide entre-temps. – Monsieur, vous savez que vous avez le lieu d'accueil, l'hôpital de Juvisy. »

C'est un travail sans filet.

Oui et non. J'ai pris mes précautions, en ayant des points de chute. Il faut que je puisse laisser Florence errer, chercher, qu'elle puisse en même temps lancer des appels; je tente de mon côté de trouver en moi des réponses qui lui signifient : vous m'intéressez, mais pas dans ces conditions-là.

Elle vous demande quelque chose, mais ce n'est pas à cette demande que vous devez répondre. Tout de suite, la relation thérapeutique est déséquilibrée.

C'est le fond de mon travail : être en décalage en permanence. Avec Florence, c'est criant en ce moment, mais toutes les histoires sont comme ça. Après, on va dire que les psy sont compliqués..., le travail de psy est compliqué.

Que faites-vous lors de la première consultation?

J'ai des repères ou des habitudes. Les citer est difficile, il s'agit d'un travail au cas par cas; sans règle. Classiquement, il est considéré que le premier rendez-vous est celui où, curieusement, se campe le fond du problème ou de la question.

Une question fondamentale va apparaître. Mais on ne le saura... que plusieurs années plus tard. On n'arrivera à comprendre ce qui s'est joué lors de la première rencontre que bien plus tard. Une première rencontre, c'est essentiel. Il vaut mieux avoir déjà un peu de métier, avec beaucoup de premières consultations.

C'est toujours l'enfant avec ses parents que vous recevez la première fois?

Pas de règle là non plus. Moi, j'aime bien que l'enfant soit là mais cela dépend... On a affaire, ici, à l'hôpital de jour, aux histoires psychotiques les plus lourdes, à des vies extrêmement mélangées entre parents et enfants. Des situations totalement mêlées, où, vraiment, on ne sait pas qui parle, qui dit quoi, de qui il s'agit. Tout le travail auquel on va être confronté, c'est de faire en sorte que ce petit enfant ait quand même la place, une place creusée pour qu'il puisse parler, lui, en son nom.

C'est pourquoi j'aime bien que l'enfant soit là au début, tout de suite, pour qu'il lui soit bien signifié que c'est avec lui que l'on va travailler.

Et s'il ne veut pas?

Je veille à ne pas le lui imposer quand j'ai le sentiment que, dans une première consultation, on risque d'aller vers quelque catastrophe. Par exemple, une consultation où un père ou une mère prendront toute la place, et où je sens le danger venir. Mais vous dire comment je le sens, comment je suis dans cette première consultation, c'est difficile. Je fais attention. Je crois qu'avec le métier je dirige de plus en plus les entretiens. Mais j'entends aussi de plus en plus de choses dans les premiers entretiens.

Cette première fois est donc toujours importante, en même temps vous dites que l'on ne sait pas trop pourquoi.

Oui, j'accroche les choses, je les reprends, je les ai en mémoire puis je les reprends deux minutes après. Tout compte dans ces premières rencontres. C'est souvent extraordinaire de se souvenir de la première fois et de voir comment les choses évoluent. C'est un vrai plaisir, on entend beaucoup de choses mais on ne sait pas bien ce qu'on entend encore. C'est le travail de l'inconscient avec les mots.

Mais n'avez-vous pas peur de passer à côté, de ne pas bien saisir ce qui se passe ou se joue, là, dès le début?

Pour les histoires les plus graves – ce qui constitue notre travail –, on sait qu'on prend là des engagements à long, à très long terme. Certes, chaque histoire est unique mais on sait que, dans une histoire psychotique, beaucoup de choses vont se rejouer. La question de la séparation. On sait qu'un jour on va être amené à couper, à pratiquer des coupures dans cette relation. On l'a dans la tête. Dès les premiers entretiens, on sait qu'on a le temps, on sait qu'on a des années de travail, on sait que l'on ne peut pas être pressé. Par conséquent, cette idée de ne pas comprendre, ce n'est, à mon avis, pas très important. On note, on enregistre. Mais vous savez, cela reste des rencontres extraordinaires, les rencontres avec les enfants fous et leurs familles. Se posent, là, vraiment tous les problèmes tragiques de l'être humain, d'une manière à la fois très crue et beaucoup plus proche d'une vérité que celle du banal névrosé. Ça fuse et, en même temps, ça retient, vous sentez que tout ça grouille de questions retenues ou au contraire de choses vidées. Vous sentez qu'il faudra « élaborer » parce que les choses sont crues, vidées.

L'enfant qui arrive ici n'en est pas à sa première rencontre avec la psychiatrie. Il a déjà tout un parcours, des échecs. Peut-être arrive-t-il à reculons.

En tout cas, il a déjà fait, souvent, un circuit, avec des années derrière lui, et autour de lui, des masses d'angoisse et de questions, de tentatives de ne rien voir. C'est très fréquent, dans les histoires graves, cette loi du silence. Et nous, c'est un peu notre première tâche; dire, mais pas n'importe comment, ni trop vite.

Mais dire quoi?

Il est rarissime que des familles puissent prendre en face le choc de la folie sans essayer, d'abord, de ne rien voir, sans tenter de se boucher les oreilles, de faire comme si, d'éviter toutes les rencontres avec les médecins, d'éviter les diagnostics.

Et vous, vous êtes là, alors que les familles arrivent et qu'elles ne voudraient pas être là.

Je voyais une femme tout à l'heure, cela fait quatre ans qu'on se connaît; et je sais à quel point elle ne veut toujours pas reconnaître un certain nombre de choses sur la pathologie de son enfant. Mais, bon, on a le temps. Le jour où elle pourra le reconnaître sera un moment tout à fait essentiel. Mais déjà l'arrivée ici ce n'est pas rien. Vraiment ici, si les parents arrivent jusqu'à nous, c'est parce que tout le milieu extérieur les y a poussés.

Alors entrer là, dans ces lieux de la folie, finalement, c'est terriblement lourd pour eux. Ils voient les autres gamins, ils s'effraient même si les enfants ne sont pas anormaux physiquement. Certains vont mettre des années à vouloir savoir ce que leur enfant fait ici.

Vous, dès le départ, votre tâche de médecin consiste à mettre, en quelque sorte, les pieds dans le plat.

On sait qu'on ne peut pas mentir. En tout cas, on ne peut pas continuer à mentir.

C'est le premier engagement que vous donnez aux parents?

Je ne le dirai pas comme ça. L'enfant est là. Très souvent je m'adresse à lui, je lui désigne une place. « Là, c'est ta place. » Souvent il est collé à papa, maman. Je dis : « Non, on ne commencera que lorsque tu pourras vraiment être assis et je te demande de bien écouter ce qui va se passer. »

Une fois, un enfant s'est levé comme ça et, avec une espèce de voix incroyable, il s'est mis à déclamer un long poème avec une tonalité, un timbre inouïs. Ensuite, il naviguait par terre. L'enfant, très souvent, nous clame sa folie, saisit cette écoute. Et les parents faisaient presque comme si de rien n'était. Ils ne voulaient absolument pas qu'on en parle. Puis l'enfant s'est mis à lécher les poils du manteau de sa mère. Ce sont des choses extraordinairement importantes pour nous. Les parents doivent sentir, dès le départ, de quelle façon on va se comporter avec eux et avec l'enfant. Ils sentent si on a bien vu, bien entendu. Par exemple, quand il s'est mis à déclamer, on ne pouvait pas laisser ça de côté, même si les parents continuaient à parler d'autre chose, pour minimiser ce qui s'était produit. On les sentait complètement stressés par ce que l'enfant avait envie de nous dire. Mais il ne fallait pas, d'un côté, en parler tout de suite et, de l'autre, il était essentiel que l'enfant ait senti qu'il a été bien entendu. Si on ne fait pas ça, c'est monstrueux pour lui, c'est fichu même.

Au début, les parents ne sont pas des alliés. Vous dites que les parents espèrent que vous allez leur dire que ce n'est pas grave.

Au départ, je ne formule rien. Bien souvent, j'attends qu'ils me le demandent. Sauf quand j'estime que l'aveuglement étouffe l'enfant, et qu'il est absolument indispensable d'aborder, vite, la question. C'est essentiel d'oser donner un nom à ce qui se passe, à la folie; et d'oser la faire exister.

On est là pour ça. L'enfant, lui, ce n'est pas sa question. Les parents, oui, bien sûr. Mais, globalement, ils ont une très grande peur.

Cela fait plusieurs fois que vous dites que vous avez le temps.

J'aimerais être pressée, mais je sais par expérience qu'il faudra un travail qui va s'échelonner sur des années. Avec ces enfants, on est embarqué sur dix, vingt ans. Alors, comment voulez-vous être pressé?

Je sais qu'après toutes ces années de travail, je ne peux pas soigner un enfant en dehors de son environnement, de sa place, de ses appuis symboliques dans le monde, que ce soit dans sa famille, dans l'école, etc. Et, dans tous ces mondes-là, nous sommes obligés de faire un travail long, de tisser vraiment un très gros réseau qui s'étale, lui aussi, sur des années.

Cela n'empêche pas qu'il faut prendre toujours sa responsabilité – et cela le plus tôt possible – quand on estime qu'un enfant est en danger de ne pas être entendu.

Vous parlez de tissage, de réseau à créer. Vous avez des exemples de ce tissage sur lequel vous devez vous appuyer?

Je pense à une histoire. J'étais époustouflée l'autre jour du travail admirable qu'a fait une équipe de circonscription d'action sociale.

C'est une histoire d'adoption d'une petite Hongroise. L'équipe de la DDASS avait suivi un peu l'installation dans sa famille. Classique. Et puis, l'équipe a senti qu'il fallait quand même qu'elle soit là, qu'elle maintienne la mesure. Elle a bien fait. Car cette adoption ne se passe pas bien, parce que la petite fille présente des troubles importants. Les parents ne supportent pas, et ils sont partagés entre se « l'absorber » dans une relation fusionnelle et la rejeter en permanence. Très délicat. Il fallait protéger l'enfant et, pour cela, multiplier les lieux de vie et les articuler.

Dans une histoire comme celle-là, quel est votre objectif? Empêcher des dérapages? Servir d'aide pour que l'adoption réussisse?

Notre problème, c'est la petite fille. Ce qu'elle fait ici, nous assurer qu'elle ait un lieu où elle puisse se poser toutes les questions importantes de sa vie, choses qui lui ont été refusées pendant deux ans d'errance.

Mais pour répondre ouvertement, c'est la petite qui nous guide dans cette histoire. On sait ce qu'il lui faut. Quant à savoir s'il est préférable qu'elle reste dans cette famille, si l'adoption va pouvoir être couronnée de succès, ce sont deux questions différentes. Pour le moment, il s'agit d'une enfant malade, et ma fonction est de la soigner. Nous nous donnons les moyens de maintenir ce cadre pour la petite. Et, pour ça, on a affaire, c'est vrai, au père et à la mère qui ont énormément de mal à comprendre, à suivre, à accepter le travail qu'on effectue.

Vous semblez très sûre de ce que vous devez faire. En tout cas, il n'y a pas de doutes, pas d'interrogations.

Tout à fait. Reste qu'il y a la possibilité que l'on refuse ce que l'on propose. Mais l'enfant est souvent très demandeur. Je n'ai pas en mémoire un enfant qui ait montré des signes de refus. Peut-être une ou deux petites filles, mais sur des années, des petites filles très autistes, qui donnaient aussi le terrible sentiment qu'elles voulaient se laisser mourir.

En même temps, c'est vrai, je suis sûre de ce que je propose aux enfants et aux familles. Je mets toute l'énergie qu'il faut, tout en œuvre pour que les parents puissent accepter. Certes, ce sera, avec eux, un travail de longue durée où, éventuellement, j'aurai des positions très fermes pour faire valoir mon choix par rapport à l'enfant. Mais bon...

Faire valoir son choix, cela veut dire quoi?

Cela veut dire qu'il faut parfois couper. Je me souviens d'une jeune fille dont les parents n'arrêtaient pas de décrire des crises épouvantables. La violence montait. La jeune fille se mettait en danger, elle mettait en danger la mère, et la famille continuait à se déchirer et à jouir de ce déchirement permanent. Cela a duré un à trois ans. Et puis, on a décidé.

C'est-à-dire?

J'avais, déjà, abordé délicatement la question de la séparation de cette petite d'avec sa famille une ou deux fois par semaine, pas plus. On n'a pas besoin de grosses coupures; le poids symbolique d'aller passer une nuit ailleurs, de pouvoir se séparer, c'est beaucoup.

Je sentais qu'ils tenaient à leur fille pour continuer leur déchirement. Et je leur ai dit que je ne voulais plus les entendre parler de cette jeune fille comme ça, que devant le danger dans lequel ils étaient, je proposais une séparation, trois jours par semaine.

Et si les parents ne voulaient pas?

Je leur ai dit que s'ils ne voulaient pas, j'irais alors le déclarer au juge. J'étais très déterminée. En même temps, ils ont toujours eu la possibilité à un moment de dire : on vous quitte, on ne fait plus soigner notre enfant par vous.

Vous leur dites : c'est ça ou le juge...

L'histoire du signalement en justice intervient dans un cadre toujours précis. Lorsque l'enfant ou la famille est en danger. Il y a un cadre, et, finalement, ce cadre n'est pas si mauvais que cela. Le problème est qu'il y a des situations moins claires. Des histoires où je dirais que la façon dont la famille refuse les soins est plus subtile, où le risque de maltraitance est moins évident.

Que faites-vous dans ces cas-là? Il n'y a pas d'obligation thérapeutique?

On défend le travail qu'on fait au maximum. Pour tous les enfants auxquels je pense, j'ai essayé, avec l'équipe, de faire valoir l'importance de ce qui se jouait avec cet enfant. Mais dans l'autisme, comment convaincre?

Il n'y a rien de plus angoissant que les enfants autistes qui regardent, qui ne disent rien, qui ne prennent jamais la parole. Il y a de quoi rendre fou n'importe qui. Mais nous, notre métier, c'est de supporter cette angoisse, d'essayer d'y travailler. Nos résultats sont souvent extrêmement faibles ou si longs... par rapport à ce qu'ils espèrent.

Donc vous décevez toujours...

Je me souviens de la joie que nous avons éprouvée, un jour. L'enfant autiste, vous savez, se fait le plus discret possible. Il ne veut rien perdre, rien montrer. Et cet enfant-là avait réussi à prendre des crayons, des couleurs et puis à faire des traces. Nous, on savait le poids de renoncement qu'il avait dû accomplir pour arriver à laisser ces traces. C'était reconnaître quelque chose de lui, c'était enfin lâcher quelque chose devant nous. Cela pouvait être le démarrage de plein de choses...

On était un peu naïfs à l'époque. On pensait qu'on pouvait montrer ces changements, et que les parents auraient du plaisir à les voir. Pour nous, c'était si grandiose. Et, je me souviens, on faisait des journées portes ouvertes. Presque toutes les mères, mais les pères aussi, sont venus. L'une des mères a vu les traces de son fils, et elle a dit des paroles épouvantables. C'était rien, c'était nul. Elle ne le voyait même pas. Elle ne pouvait pas imaginer ce qu'avait été pour son fils l'énorme sacrifice qu'il avait fait pour entrer dans un monde de communication. On a eu deux ou trois réactions, comme ça. A partir de ce moment, nous sommes devenus très prudents.

Mais alors, comment faites-vous? Ne rien dire, ne rien montrer aux parents.

Nous cachons très peu de chose aux familles, mais nous ne montrons pas tout. Cela passe par nous, par notre langage.

On dit : « J'ai une question à vous poser, votre enfant a fait cette chose aujourd'hui, à quoi ça vous fait penser? » Mais on ne montre plus. Combien de mamans nous disent : Je voudrais être une petite souris, je voudrais être là, je voudrais voir comment vous faites. Les mères, en fait, rejettent souvent sur nous la responsabilité de leur impuissance. Je le comprends, je comprends que des familles ne puissent pas s'accrocher à ce qu'on propose, je comprends que le désespoir soit si intense que rien ne vaut la peine.

Vous avez connu des situations de conflit où, inversement, vous vous placiez du côté des parents?

Non, mais on ne se met pas, quoi qu'il arrive, du côté de l'enfant. Pas du tout. Non, parce que ces petits enfants sont de vrais tyrans. Tous. Et puis, vous savez, les pauvres, on va être obligé de les déloger, de les bousculer, ces petits bonshommes. Il n'y a pas que les parents qui vont souffrir.

C'est-à-dire?

Bien souvent, les familles d'enfants psychotiques vivent dans une véritable folie. Tout tourne autour de l'enfant, et rien, personne ne trouve les moyens de venir limiter cette tyrannie effroyable. Que ce soit les rites autour des repas, autour des moments fondamentaux de la vie, c'est l'enfer. Coucher l'enfant, la toilette, tout ce qui concerne la propreté, on tombe toujours sur des histoires abracadabrantes, sur des familles qui se sont laissé embarquer pendant quelques années dans des situations de folie. Donc, on n'est pas du côté de l'enfant. L'enfant, on va lui donner une place en le limitant, et il va souffrir de cette limitation. Car l'enfant est le premier bâtisseur de son rejet, de sa propre souffrance. Il faut le dire.

L'enfant est-il coupable?

Pas coupable, non, mais ce n'est pas la faute des parents. Je pense qu'il est très important que ceux qui s'occupent d'un enfant le sachent – l'enfant est le premier responsable de son état. C'est lui rendre une vraie place, une vraie responsabilité, un vrai pouvoir sur son existence qui lui est, d'une certaine manière, ravie par sa tyrannie.

Vous vous affrontez à des mystères, à des maladies sans nom. On doit se sentir dépassé?

Bien sûr... Et, en même temps, j'ai envie de dire non. Je crois que c'est une question qui ne se pose pas. Cela me fait penser à *La Sentinelle*, un film que j'ai beaucoup aimé. Il y a cette scène de cet admirable professeur de médecine légale qui, au cours d'une autopsie, dit à ses élèves submergés par l'horreur du cadavre qu'ils ont sous les yeux : « Écoutez, tous ceux qui ne peuvent pas tenir le coup, fichez le camp, je n'en veux plus ici. Cet homme est mon patient. »

Je crois qu'il y a quelque chose comme ça. D'emblée j'occupe une espèce de position structurale, qui va se maintenir tout le temps, c'est-à-dire aux côtés de... Je ne sais pas comment définir cette position, pendant la vie, au-delà, après la mort? Peut-être parce qu'on est dépositaire de quelque chose du destin d'un enfant, de l'histoire, d'une place et qu'on tient à ce qu'il ne se passe pas n'importe quoi.

C'est une place que l'on occupe. Parfois, on peut en avoir assez. Mais je ne crois pas qu'on puisse lâcher un patient. Jamais. Je me trompe peut-être, mais je ne crois pas.

Mais vous êtes seule à savoir si vous tenez bien la place que vous vous êtes fixée. Seul juge, en somme de votre clinique?

Non, n'importe qui peut avoir le sentiment que je me trompe.

Les parents? L'enfant? Oui, mais qui vous évalue? C'est vous, toujours, qui avez le dernier mot.

Non, c'est l'équipe. Et aussi, tous les autres témoins ou acteurs de cette histoire. On n'est jamais seul dans une histoire d'enfant fou. On est toujours très nombreux. Cela ne tient pas à une personne; et, dans ce travail commun, il y a une remise en cause permanente de ce qu'on fait. Il m'arrive, souvent, de penser que, par exemple, l'indication que m'a donnée l'institutrice du gamin est extrêmement précieuse, et que je n'avais pas vu, à tort, les choses comme ça.

Reste qu'il est beaucoup plus difficile d'évaluer votre travail que celui d'un chirurgien.

Oui. J'ai été frappée de cette différence avec les autres disciplines médicales. Nous devons porter une attention à plein de choses, à tous les éléments de la vie quotidienne. Et ce n'est pas du travail social, c'est du travail éminemment clinique.

Certes, il y a beaucoup de garde-fous, mais cela reste un travail très compliqué à saisir, à mesurer.

Tout à fait. Et là, c'est la profondeur du travail que nous amène à faire l'enfant avec sa famille qui nous guide. On tombe sur des situations incroyables de souffrance. J'ai des exemples en pagaille. Je pense à un enfant dont j'apprends que, lorsque la famille reçoit des amis, l'enfant est caché. Cacher cette maladie de l'enfant, cacher ce fils, tout le monde imagine à quel point ça peut avoir des résonances pour l'enfant. Il est soustrait!

Et cela, on ne peut pas le taire. On va poser la question du pourquoi? mais délicatement. On ne va pas dire : qu'est-ce que c'est que ça?... Non, il va s'agir de comprendre, au fil des entretiens, on va le faire parfois sur cinq ou six entretiens consécutifs. On ne sait pas ce qu'il contient de poids, de secret.

Mais, je me répète, comment évaluer?

Il est clair que le jour où cet enfant partagera la table avec les amis, tout le monde aura accompli, lui le premier, un pas immense.

Et si l'enfant ne réintègre pas la table du dîner?

Ce n'est pas dans la résolution de ce signe ou de ce symptôme que l'on aura la confirmation qu'il y a eu progrès ou pas.

Je n'ai pas souvent le sentiment que les histoires stagnent. Bien sûr, certaines sont longues, mais j'ai toujours le sentiment de faire quelque chose d'important.

Pour vous donc, c'est clair, même si de l'extérieur cela peut paraître si long, si immobile, voire totalement désespéré...

Cela peut paraître dérisoire, oui. C'est toute la difficulté de parler de notre travail. Comment rendre compte de la valeur de ce qui se passe? Ce que je sais, c'est que je n'ai jamais de doute sur ce qui s'est passé d'important dans un entretien.

Il peut aussi ne rien se passer.

Il y a des histoires qui ne bougent pas pendant des semaines, des mois, des années. Tout notre travail est d'essayer de comprendre pourquoi, ou de renoncer aussi à faire changer les choses dans cette direction.

Mais c'est assez compliqué de vous dire pourquoi j'ai le sentiment qu'une famille bouge. Il n'y a rien de spectaculaire dans notre travail. Soyons sincère, je n'ai pas vraiment le goût de faire partager notre travail, je n'ai pas à convaincre, j'ai besoin que les gens adhèrent un minimum à ce qui va se passer. D'une certaine façon, je ne veux pas être transparente : il faut vraiment que ce que ceux qui acceptent de se poser des questions sur ce que l'on fait viennent aussi un peu vers nous, pour y prendre quelque chose! Voyez, je n'ai aucune envie, moi, d'aller faire du prosélytisme. C'est quand même quelque chose de l'ordre de l'intime.

L'intime, cela renvoie de façon détournée au secret médical. Le secret médical, est-il très présent dans votre pra-

tique? Est-ce une notion qui vous sert, qui participe de votre pratique?

La valeur du secret est absolument fondamentale, elle est là. Ce qui va se passer avec tel enfant, au moment où ça se passe, d'une certaine manière, personne ne peut, personne ne doit en savoir la teneur.

En même temps, cela ne s'arrête pas là. Je ne peux pas me passer de le faire savoir. Prenons un exemple; on fait venir une institutrice ou un artiste, pour qu'il passe un moment avec tel ou tel enfant. Eh bien, pour faire tel travail avec tel enfant, on est obligé de lui faire sentir à quel point c'est important. Et, pour ça, on est obligé de dire des choses qui importent. Mais dire quoi? On nous reproche souvent, à nous, psychiatres, d'être des gens incompréhensibles. Mais il y a des raisons de fond. Comment être clair sur des choses intimes? On ne peut pas traduire en permanence, dans des termes exemplaires, lisibles immédiatement, ce qu'on fait, ce n'est pas possible. Je dirais que l'étrangeté de ce qu'on a à faire, la valeur de la relation et l'intimité de la relation qui se joue nous musellent.

Et le secret médical, entre vous, entre les parents et l'enfant, cela ne se pose-t-il pas?

Cela ne se pose pas, je crois, comme ça. Parfois, il y a des effets de surdité dans les premières rencontres. Et cela peut durer, traîner tout le temps d'une prise en charge. Des histoires qui nous crèvent le cœur. Un père ou une mère qui ne sentent pas, qui n'entendent pas, qui ne veulent pas prendre en compte que telle parole qu'ils viennent de dire, là, devant leur enfant, que cette parole-là est absolument destructrice et dramatique. Que doit-on faire? On est bien obligé d'être dans le vif du sujet et de la reprendre. On ne peut pas tout scinder.

C'est double; on doit respecter à la fois la charge de confiance tout à fait singulière que l'enfant nous a faite dans tel moment; et, en même temps, on ne peut pas rester muets. Et on doit être d'autant plus attentif que, probablement, ce sont des enfants qui n'ont pas la capacité, comme les autres, d'utiliser toutes les possibilités de mensonge qu'offre le langage. Mais, bien sûr, on leur garantit le secret. Je n'ai pas le sentiment de faire entrave à cette loi fondamentale du secret médical quand je parle d'eux avec leurs parents ou avec l'équipe ou avec l'institutrice. Jamais!

Vous avez parlé du diagnostic. Est-ce compliqué d'établir un diagnostic puis de le dire?

Le diagnostic, il est tellement évident pour tout le monde que ce n'est pas la peine de le cacher.

La situation est inverse en fait de celle d'un cancéreux qui attend ou n'attend pas le verdict de son scanner.

Oui, exactement. Là, il s'agit plutôt de restaurer quelque chose qui va pouvoir être contenu un jour, et rendu secret. On est plutôt face à un déversement incontrôlé du réel dans ces histoires. Et le travail, probablement, est d'arriver à contenir tout cela un jour dans un être, dans un sujet qui pourra garder quelque chose de lui-même.

Le risque, quel est-il? La mort?

Bien sûr, derrière tout cela, c'est la mort. Si on revient à l'histoire de cette jeune fille, Florence, qui, je ne sais pas où elle est ce soir, elle est peut-être dans une chambre en train de se faire à nouveau une piqûre d'héroïne ou de se soûler. Mais elle a besoin qu'on lui dise une parole qui tienne au-delà. C'est un sacré risque. C'est vrai, il faut que je prenne le risque que, cette nuit encore, elle frôle la mort.

Les morts d'enfant, ça arrive?

Cela ne m'est jamais arrivé, mais en revanche nous savons que nous avons parfois frôlé celle-ci.

En fait, il ne faut pas dire les choses ainsi. Je ne prends jamais de risques avec la mort d'un enfant. Le risque n'est pas dans cette réalité-là, du tout. Le risque que je fais prendre aux enfants, à leurs familles se situe plus au niveau de leur existence symbolique que dans ce monde-là.

Je leur fais prendre des risques en les faisant bouger. Je leur fais avoir peur, je les angoisse. Pour que l'enfant avance, il faut que lui aussi soit dans une situation de risque; il va être effrayé de la rencontre de quelque chose, cela va peut-être même lui faire piquer une crise épouvantable de panique ou d'agressivité. Le risque, c'est l'immobilisme; de s'en satisfaire, c'est renoncer à une situation d'affrontement pour l'enfant, alors que l'on sait que cet affrontement contient en lui de la vie.

On a beaucoup à faire avec la séparation; c'est notre lot. Il faut que l'enfant éprouve son existence en dehors de la présence réelle de la mère. Il faut l'amener à être en situation d'éprouver quelque chose, comme tous les mortels, c'est-à-dire qu'il est tout seul. Il est seul. Il ne pourra pas avancer si cette dimension de la solitude, avec tout le tragique de la solitude humaine, lui est épargnée.

Cela paraît un peu énorme de dire que ce sont des situations de risque; mais c'est sacrément difficile quand vous avez un gamin qui, quand vous le mettez dans cette situation-là, va piquer une crise d'angoisse puis en écho va tout mettre en branle pour que la maman s'emporte. Pendant un an, on a travaillé ainsi avec une mère. On estimait qu'il était très important de séparer cette petite fille qui avait été autiste et qui s'en sortait. Donc on a dit : voilà, on estime que votre fille doit éprouver un jour d'avoir à manquer de vous, vous qu'elle dévore, qu'elle met en pâture, qu'elle possède. La maman était à la fois convaincue de l'importance de ce qu'on proposait là et en éprouvait une angoisse terrible. Elle savait bien combien c'était essentiel. Pourtant, il a fallu un an pour arriver à ça.

Pour moi, notre responsabilité est de ne pas renoncer à faire quelque chose qui pourrait être refusé ou angoissant. L'angoisse, c'est notre travail, on est obligé de la provoquer par moments, de la faire vivre pour faire avancer les gens.

Mais il ne faut pas, non plus, oublier un aspect important de notre travail : les enfants psychotiques s'offrent souvent; ils sont terriblement séduisants, très beaux; ils donnent à l'adulte des envies de le combler, de le prendre, de le toucher, de le regarder, ce sont des enfants fascinants.

Si je vous ai bien compris, votre devoir ou votre fonction est de ne pas avoir peur de faire quelque chose qui déstabilise, qui génère de l'angoisse.

Ne pas avoir peur de se lancer dans quelque chose qui peut apparaître du dehors comme une violence, quelque chose d'un peu arbitraire, une demande excessive, quelque chose de simplement pas gentil du tout, pas bien du tout.

Votre responsabilité étant de ne pas accepter ce qui est?

Ne pas accepter ce qui est. Ce qui est, c'est quand même toujours assez frappant. Si les familles parviennent jusqu'à nous, c'est qu'il y a quelque chose qui commence à clocher dans la vie de l'enfant et de sa famille. En même temps, dans ces folies multiples et familiales, tout le monde en tire des bénéfices énormes. Je disais que ces vies se rétrécissent de plus en plus et deviennent des enfers sur terre.

Quand la plainte arrive, on a le devoir de s'attaquer à des choses qui ne sont pas forcément l'objet de la plainte ou de la demande, ou de la souffrance. Je pense à un petit enfant. Il pouvait paraître comme un surdoué. Un petit, sublime de beauté et d'intelligence, haut comme ça, vraiment l'enfant qui déclenche tous les mouvements d'admiration.

Et cet enfant offrait une particularité très grande, c'est que, très tôt, à deux ans et demi, il savait lire et écrire; et il connaissait toutes les pubs de la télé, absolument par cœur.

C'était M. Pub. D'ailleurs, souvent, il se présentait ainsi, il arrivait avec des bâtons autour de lui, il mimait un écran de télé. Au bout de deux ou trois semaines, on a bien senti qu'il faudrait qu'il renonce, et nous aussi, il fallait qu'on laisse tomber cet effet de fascination ou de plaisir que cela nous procure.

Et on sentait bien que là était le bétonnage, c'est-à-dire que, si on ne fait pas tomber ce mur, on n'arrivera à rien. Pour le père aussi, ce n'était pas facile. Au cours des entretiens, il ne cessait d'être angoissé, il s'apercevait bien que le travail que l'on faisait consistait à toucher à cela. « S'il progresse, alors, ce que vous me dites là, c'est qu'il risque de perdre toutes ces capacités, il ne saura plus lire et écrire. »

Soigner, dans notre métier, c'est peut-être faire chuter des murs, sans savoir du tout ce qu'il y a derrière. Mais on sait que, devant, ce n'est pas vraiment un petit enfant qui peut partager avec les autres, être, rire, etc.

Parfois, on doit aller trop loin. Vous est-il arrivé de regretter d'avoir déstabilisé un enfant?

Il m'arrive de penser qu'on est sur une mauvaise voie en demandant à tel enfant telle chose, oui, constamment. On a très vite l'indication qu'on se trompe.

Je pense à une petite fille, une enfant autiste pure et dure.

Tout le monde dans le service s'en occupait. On a repéré que ce qui la rendait folle, c'est-à-dire qui la précipitait dans tous ses mécanismes de furie, de folie, etc., c'était qu'elle ne pouvait absolument pas accepter que l'autre s'intéresse à elle; pour aller vite, elle refusait le désir de l'autre. Elle ne le supportait absolument pas.

Au début, on ne le remarquait pas. On tentait des choses. Et puis, on a noté qu'au repas si jamais quelqu'un, tout à coup, se laissait un tout petit peu aller à un regard ou à une parole, alors cela déclenchait une colère énorme.

Qu'en déduire? Peut-être qu'elle ne dispose pas, en elle, de ce qui peut, entre elle et l'autre, exister comme garantie qu'elle ne va pas y passer toute crue, par exemple. Je caricature. Alors on est obligé d'attendre. Et être dans une espèce de proximité n'était pas la bonne idée; cela la mettait trop en danger.

Tout est très lent, tout demande beaucoup de temps. Les erreurs aussi. Comment supportez-vous cette lenteur?

Si on commence à travailler avec ces jeunes patients, c'est parce qu'on ne marche pas dans ce qui nous est proposé, dans ce que l'on voit, dans ce premier spectacle qui nous est présenté. C'est-à-dire que souvent, il peut y avoir quelque chose qui relève de l'ordre de la jouissance du malheur.

Moi, je ne prends aucun plaisir devant ces destins abîmés, ces ratages permanents. Je ne suis pas du tout fascinée par ça. Mon plaisir n'est pas là. Peut-être que c'est pour ça que j'arrive à soigner ces histoires-là?

Cela doit être essentiel qu'il n'y ait pas cette connivence, entre vous et le malheur?

En tout cas, jamais je ne suis bouleversée par quelqu'un qui s'empêtre dans le malheur. Je travaille avec ce qui est justement une volonté d'affronter le destin de cet enfant-là. Car le danger est énorme de dire : « Jouissons ensemble de notre terrible accablement, de ce qui nous tombe dessus, de cette fatalité, etc. » Certes, ça peut exister, mais ce n'est pas de cela que l'on va jouir ensemble, c'est d'autre chose. « C'est de ce qui, en vous, avec moi, va peut-être désirer autre chose. » C'est pour ça que je ne suis pas déprimée. Je ne suis ni engloutie ni effrayée de toutes ces vies abîmées. J'ai des choses à faire.

Il y a des médecins qui doivent s'effondrer, emportés par l'angoisse, le poids de ces situations.

Certes, on est dans des trucs épouvantables en permanence. Mais, moi, je réagis en étant plutôt dans une très grande colère. C'est terrible de dire ça, mais tout en étant absolument infiniment pénétrée par l'ampleur de l'horreur, cela me révolte. C'est différent quand on est avec un enfant, et quand on est face à toute une famille autour d'un être. Et puis voir l'enfant dans une situation telle que je me dis alors : « Il faut le sortir de là, il faut le suivre, il faut essayer de l'épauler pour qu'il sorte de cette catastrophe. »

Vous dites-vous souvent : je ne peux rien faire?

Non, pas souvent. Mais ne rien faire à quoi? Une histoire, ce n'est jamais une demande simple. On nous en apporte des morceaux, une histoire en faillite. C'est tellement compliqué, une histoire en faillite. On va avoir à faire tellement de choses, à penser. Donc, je suis rarement devant une situation où le problème est totalement désespéré. Il y a toujours à agir dans l'histoire de cette faillite. Je crois que c'est une caractéristique essentielle. J'ai rarement l'impression de ne rien faire. Sauf, je le redis, si je succombe à la jouissance morbide de ce malheur.

Et quand arrive la fin, que ça y est, quand vous trouvez que votre travail est fini, s'agit-il d'un moment clair, facile à déterminer?

On n'est jamais vraiment sûr d'être au bout du chemin, d'avoir épuisé toutes nos possibilités. C'est peut-être une caractéristique, ce n'est pas désespérant, comme dans une maladie mortelle.

Notre réserve, notre ressource, notre matériau, est relativement sans bornes parce que c'est l'histoire humaine, c'est le langage – le rapport de chacun au langage et donc on ne voit pas bien ce qui le limite. Donc on ne sait pas toujours... Il y a des familles qui nous quittent – elles sont rares, très rares –, où il ne s'est pas passé grand-chose. Elles préfèrent aller vers un autre chemin. Je me dis pourquoi pas, elles vont peut-être trouver ailleurs une autre situation, un autre mode d'approche.

Vous avez dit que ce n'est pas désespérant, parce que, d'une certaine façon, il y a toujours quelque chose à faire, un mur où taper. Mais vous, vous ne vous en lassez jamais de ce rocher qui reste toujours en bas de la montagne?

Nous sommes probablement des êtres qui devons trouver un certain plaisir à exister, ainsi, c'est-à-dire dans quelque chose qui se creuse toujours, qui se perd, qui n'est jamais vraiment satisfait, qui ne donne pas de réussite.

C'est à l'inverse de la situation thérapeutique qui se joue avec des médicaments. On prescrit, on ne prescrit pas. La question des médicaments, vous paraît-elle compliquée?

Ce n'est pas compliqué. Dans la petite enfance, je n'en utilise pratiquement jamais, sauf pour calmer un enfant pour qu'il puisse s'endormir un peu plus tranquillement, un peu plus tôt, le rythme du sommeil étant quelque chose de très important, les rythmes, en général. Rétablir. Car on tombe parfois aussi sur des histoires où tout est à l'envers, la nuit, le jour.

Après, pour des enfants plus grands, cela vient souvent, assez curieusement, avec l'âge. Peut-être parce que la dimension, à ce moment-là, du calme, de l'angoisse, de la colère, de l'agressivité, des risques que court le jeune, est plus forte. Quand c'est un petit chou, les moyens de contenir cette rage ou ce désespoir sont physiquement réellement plus accessibles. Quand il grandit et qu'il reste en proie à une fragilité de la relation, on peut avoir envie de le protéger par quelque chose qui le contient, qui le tasse un peu dans ses réactions, et on le fait sans trop de culpabilité.

En revanche, là où je rentre dans une très grande colère, c'est quand je vois des situations où les neuroleptiques se mettent à la place des psychiatres – la fameuse camisole chimique. Je peux vous dire que je suis sidérée; par rapport à l'époque où j'étais interne, les doses me stupéfient aujourd'hui. Mais ma réticence ou ma colère vis-à-vis des médicaments concerne la façon dont ils sont utilisés; ce n'est pas contre le médicament en lui-même; il m'arrive, comme tant d'autres, d'avoir des insomnies et d'être très heureuse de disposer d'un somnifère ou d'un anxiolytique.

Vous dirigez une équipe de soixante-cinq personnes. Et tout votre travail repose sur un formidable choix intellectuel. Soigner avec des mots, soigner des relations. C'est une responsabilité majeure, non, que d'engager ainsi toute une équipe?

Je ne sais si c'est un choix intellectuel, je dirais plutôt éthique. J'ai le sentiment, c'est vrai, d'avoir fait un choix éthique; mon projet ne passe pas par la notion de bien, du bon; il ne passe pas non plus par la réponse qui satisferait. Cette réponse à la demande telle qu'elle m'est formulée, je me situe toujours à côté, constamment.

Les psychanalystes sont plus doués que les autres pour mettre en avant ce décalage. Ils ont davantage les moyens de savoir pourquoi ils sont obligés d'être toujours dans ce petit pas de côté par rapport à ce qui est demandé au nom de la morale, du bien, du bon, du soignant, du thérapeutique.

Votre éthique, on y revient, c'est d'être toujours du côté et à côté du patient?

On ne peut pas dire ça comme ça. Le patient est souvent le premier complice, le premier responsable de son retrait, de sa catastrophe. Si on ne pense pas ainsi, on est fichu. C'est vraiment lui qui fait les choses, c'est son histoire. J'ose même dire ça pour un enfant autiste. L'autiste a fait le choix; le psychotique a fait le choix de la psychose. Il a fait le choix et on fait avec. Donc dire : je suis du côté du patient contre la société, c'est faux parce que je ne suis pas du côté du patient tel qu'il le dit ou tel qu'il se présente. J'écoute autre chose de lui, qui est souvent à son insu.

En d'autres termes, je dois soutenir, chez le patient, quelque chose que les psychanalystes et Lacan en particulier ont théorisé, quelque chose qui est de l'ordre de son désir. Lacan dit que la dignité du sujet repose là, dans son désir. La « dignité » est un mot assez juste, la dignité du patient n'est certainement pas dans la mouise qu'il nous présente. On le sent bien, là, le décalage.

Alors pour en revenir à mon équipe, ce que je propose, c'est ce type de positionnement. On ne va pas, avec les autistes, leur apprendre à répondre aux ordres ou à faire du semblant; on ne va pas leur arracher des paroles de la bouche, ni les leur faire entrer de force. Mais nous allons suivre avec eux des chemins aventureux. C'est ça l'éthique de notre métier. Et soutenir une équipe là-dedans est un sacré travail. Je dois avoir toujours cette espèce de rigueur du choix d'être toujours un peu à côté. On connaît le résultat de la démarche inverse; c'est la réponse qui comble tout; elle bouche tout, elle colle le gamin ou le malade à l'hôpital et puis elle tait les choses. Je dois résister, et proposer des situations qui vont aller à l'inverse, c'est-à-dire creuser la place de ce gamin tel qu'il est, avec ce qu'il dit, ce qu'il fait, etc.

Votre éthique serait d'être vigilante pour que la réponse que vous apportez ne soit pas tout à fait celle qu'on vous demande?

Ce n'est pas voulu, on n'est pas là pour dire : vous me demandez ça, je ne vous répondrai pas. Ce que je peux répondre, au nom du patient – je le sais –, ce ne sera pas une réponse satisfaisante. C'est structuralement inscrit. Je ne peux pas donner la réponse satisfaisante.

C'est le drame de nous, les psychiatres, on nous adresse des gens mais on n'apaise pas beaucoup les choses... Enfin c'est un peu faux, mais on n'a pas l'efficacité, la radicalité ou la rapidité de résolution. Il faut attendre, c'est dans le long terme. Les progrès vont venir petit à petit.

Et ce décalage que vous maintenez est encore plus fort, là, parce que c'est un enfant.

Vous savez, il y a une période de drame dans toutes les histoires auxquelles nous sommes confrontés. C'est difficile pour les familles. On est, pendant quatre ou cinq ans, dans ce qui va devoir être perdu. Elles vont devoir renoncer. Bien souvent, ces enfants ne seront pas tout à fait comme les autres. Et là, on sera dans un décalage de plus en plus grand.

J'ai vu des femmes dont l'enfant était très, très malade, très souffrant, et ces femmes de me dire : « Quand sera-t-il guéri ? » C'est vrai, je ne travaille pas sur l'idée de la guérison qu'elles ont. Je travaille sur une autre guérison. Laquelle? Je ne sais pas. Quelque chose qui touche à la façon dont cette mère pourra un jour être heureuse de ce qu'elle aura échangé avec son fils. Ça, pour moi, c'est une guérison. Mais qu'il passe son bac à l'âge des autres, non. Sur cette attitude, je ne dois pas prendre des faux-fuyants, il faut absolument imposer l'idée d'un renoncement à une guérison possible telle qu'elle est conçue. Nous, on le sait presque d'emblée, quand un enfant fou arrive. Mais les parents sont toujours habités par l'idée d'une guérison totale. Ils ont, eux aussi, un long chemin à faire. Qu'y puis-je ? Si ce n'est les accompagner, m'engager avec eux, être là, longtemps.

5

ANNE VELLAY

Anne Vellay le reconnaît : aujourd'hui, elle est parvenue à un maximum de compétence, elle est arrivée à ce moment précis de la vie professionnelle où le mélange entre l'expérience et la curiosité se révèle des mieux réussis.

Elle le dit sans complexe puis aussitôt le regrette. Alors elle fume. Elle fume beaucoup, des gitanes. Puis elle se tait, jamais autant à l'aise que dans l'intimité de son cabinet. Elle aime écouter.

Son métier à elle, c'est médecin de famille ou plutôt médecin de quartier, ce drôle de personnage, cette bonne à tout faire de la médecine que l'on mêle à tout, à qui l'on demande tout, et qui doit, le temps d'une consultation, trouver des réponses à presque tout.

Paradoxalement, alors que chacun s'interroge sur la place exacte du généraliste, Anne Vellay n'a, sur ce point, aucun doute. Elle est là, et elle demande : « Et vous, qu'est-ce qui vous amène ? »

Depuis peu, pourtant, elle quitte souvent son cabinet, multipliant les activités annexes. Ses journées débordent de toutes parts. Elle a des vacations à l'hôpital Broussais, où elle suit beaucoup de patients atteints du sida. Elle a des responsabilités dans le Réseau sud, l'une de ces nouvelles organisations légères qui tentent de tisser des liens entre la médecine de ville et la médecine hospitalière. Enfin, depuis le printemps 1992, elle est membre du Comité national d'éthique, nommée par l'ancien ministre de la Santé, Bernard Kouchner.

Ici, pour une fois, elle se dévoile, elle qui n'aime pas trop parler. Elle le fait à sa manière, sans bruit, sans éclats comme sa pratique, efficace et tranquille.

Quand vous arrivez dans votre cabinet, que faites-vous en premier ?

Je regarde la liste. Et puis je me dis : « Tiens, je commence par quelqu'un d'agréable, ou je finis par quelqu'un que je connais. » Ou le contraire. J'aime bien voir que, dans ma consultation de la journée, il y a des noms sur lesquels je peux mettre des visages.

Ce n'est pas vous qui vous occupez du secrétariat?

Non, j'ai une secrétaire – ce qui n'est pas très fréquent pour des médecins généralistes qui ont maintenant de plus en plus un simple secrétariat téléphonique –, et c'est elle qui gère, elle est même le filtre du cabinet.

Et le lieu du cabinet, sa décoration, c'est vous qui les avez choisis ?

Tout à fait. C'est un lieu extrêmement convivial. On a beaucoup travaillé la salle d'attente. On voulait que les gens puissent rentrer, s'installer, attendre, discuter; et, s'il faisait froid, qu'ils puissent rentrer même si on n'était pas là.

J'ai toujours travaillé dans ces conditions : avoir une salle d'attente où les gens rentraient comme ça, sans sonnerie, sans passage obligé.

Vous êtes dans ce cabinet de groupe depuis longtemps?

Oui, plus de dix ans – onze, douze ans peut-être. J'exerçais dans un autre cabinet avant.

Manifestement, l'exercice de groupe, vous l'avez délibérément choisi ?

Oui, j'ai toujours voulu travailler ainsi. Avant, le cabinet était rue de l'Ouest, et c'était un peu dur. Il y avait d'un côté la rénovation du quartier, puis tous les toxicomanes de l'autre. Et je me souviens, à l'époque, les visites qu'on faisait dans les squats étaient périlleuses. Notre salle d'attente était devenue un peu la salle d'attente des lunettes noires. Puis, je les ai quittés. Je voulais m'autonomiser des médecins hommes, et faire un cabinet avec des femmes seulement. On était deux, alors. Ça n'a pas bien marché, et je suis retournée vers mes anciens amis.

Pourquoi s'autonomiser des médecins hommes?

C'était la période du mouvement de femmes, j'avais envie de voir ce que cela donnait.

Vous avez fait vos études à l'hôpital Broussais, toujours dans le même quartier.

Oui.

Vous êtes fidèle?

On peut le dire comme ça, oui. Et puis on s'est installés, on avait envie de travailler en groupe. Car, il y a, je ne sais pas comment l'exprimer, mais comme une histoire d'amour dans ce cabinet. On s'aime beaucoup. Il y a un respect des uns pour les autres, il y a des égards. Ce n'est pas une simple juxtaposition de compétences, nous avons la même façon de travailler, hommes ou femmes, quelque chose passe entre nous.

Exercer à l'hôpital ne vous tentait pas?

J'ai détesté l'hôpital. Je trouve que je n'y ai rien appris. J'y ai surtout beaucoup souffert. Je détestais ces rapports hiérarchiques. Je voyais des gens, peut-être extrêmement performants, mais ils avaient une absence d'humanité vis-à-vis des patients qui me heurtait. Au fond, je ne me sentais à l'aise qu'avec les infirmières.

Je ressentais une drôle d'impression – d'être déplacée en quelque sorte. J'étais absolument sûre de vouloir devenir médecin, depuis toujours d'ailleurs. À l'hôpital, je me sentais extraordinairement mal à l'aise dans mes rapports aux autres.

Vous n'avez donc pas choisi la médecine générale, faute d'avoir une place à l'hôpital, comme une bonne partie des généralistes qui s'installent, après avoir été collé à l'internat.

Jamais je ne me suis posé la question de passer l'internat, je voulais quitter cet endroit. Je ne savais pas encore que j'allais ouvrir un cabinet, mais je trouvais que ça dysfonctionnait trop, tout était trop lourd, trop pesant, trop protégé aussi. Personne ne prenait de risques. Je n'ai pas le même sentiment maintenant, et, quand je retourne à l'hôpital, cela me plaît. Mais bon, j'ai toujours eu du mal avec cette arrogance du corps médical à l'hôpital.

Et vous retrouver seule avec le patient vous tentait?

Disons que, très tôt, j'ai su que j'arrivais à parler à un patient, que j'arrivais à l'écouter. C'était une certitude. Dans le suivi, je m'y retrouvais, cela me convenait. C'est-à-dire que tout ce qui était dans l'urgence – et cela persiste aujourd'hui – était quelque chose dans lequel je ne me sens pas du tout bien.

Et le patient...

Le patient ne me fait pas peur.

Quand commence une consultation, que faites-vous? Vous allez le chercher dans la salle d'attente?

C'est très variable. Mais j'ai beaucoup de difficultés à aller chercher les gens dans la salle d'attente. Je les regarde. On se regarde. Lequel a rendez-vous avec moi? Et comme je suis très phobique, même si je les connais, j'ai beaucoup de mal à les repérer, dans la petite foule de gens qui attendent.

Heureusement, mes vieux patients le savent, c'est-à-dire qu'ils me signifient qu'ils sont là. Les plus récents ne savent pas, alors j'ai une espèce de petit signe de tête que je fais, pour leur indiquer que c'est leur tour. Ensuite, je passe devant eux et comme mon bureau se situe tout au fond, tout au bout du couloir, je leur dis rituellement : « C'est le dernier bureau. »

Vous avez choisi ce bureau-là?

Non, quand je suis arrivée, c'était le seul qui était libre. Après? Le patient rentre; et moi, je ferme la porte derrière lui. Et, il y a un détail qui m'étonne toujours : le patient rentre, mais il ne va jamais fermer la porte. Alors que, moi, j'ai l'impression que, quand je rentre dans un lieu comme ça, je fermerais la porte.

Alors je me redéplace, et je vais fermer la porte. En revanche, quand il part, je le devance, je le raccompagne toujours, c'est extrêmement important de le raccompagner, au moins jusqu'à la salle d'attente.

Et vous vous mettez derrière votre bureau?

Maintenant, oui. Je sais que je dois être derrière mon bureau, et cela ne me gêne pas. Au syndicat de la médecine générale, on avait beaucoup travaillé sur cette question de la place, du lieu du pouvoir médical. J'ai été pendant des années à côté du patient.

Assise donc, qu'est-ce que vous faites?

Je crois qu'on a tous des tics. Moi, j'ai un tic, c'est de dire : « Alors qu'est-ce qui vous amène? » Je ne laisse pas les gens dans le silence. Suivant les moments, je le regarde ou pas.

Et là, vous attendez?

Beaucoup de choses comptent. La façon dont le patient s'assoit, s'il garde ou non son manteau. Pose-t-il ses affaires sur le fauteuil d'à côté – il y a deux fauteuils en face de moi? Regarde-t-il ce qu'il y a sur les murs, ou dans la bibliothèque en se retournant? Il y a tout ça, la première fois.

Puis je remplis une fiche, ce qui me permet de savoir où il

habite, ce qu'il fait dans la vie, quand il est né, comment il s'appelle. Ce sont des renseignements importants. C'est comme une gymnastique. Et puis, je demande au nouveau patient comment il est venu me consulter, par qui.

Après, tout dépend.

Cette relation, qui débute, là, vous paraît-elle tout de suite particulière?

Oui et non. La médecine n'est pas à part. C'est comme dans tout travail, vous rencontrez dix personnes par jour, certaines seront sympathiques, d'autres pas. Dans nos consultations, c'est la même chose.

En même temps, on n'est pas n'importe où, on est dans le cadre d'une relation d'écoute très particulière. Il y a ce qu'ils disent et ce qu'ils ne disent pas. Il y a ce qu'ils disent juste à la sortie, alors que, pendant vingt minutes, ils ont tourné autour du pot.

Je me souviens d'une consultation où une femme est venue, persuadée qu'elle avait une maladie du sang. J'ai fait l'examen, je l'ai écoutée, j'ai posé des questions, je sentais qu'il y avait des choses auxquelles elle ne répondait pas. Elle était cliniquement parfaitement bien, mais, allez savoir, j'ai quand même prescrit un examen de sang à faire. Je sentais qu'il y avait une très grande angoisse.

Je me suis dit : « Bon, allez, on va quand même lui faire son examen. »

Et vous avez prescrit un examen, qui n'allait servir à rien, en tout cas cliniquement, mais pour autre chose...

Oui, il s'agissait de désarmorcer une angoisse, qui pouvait déboucher sur des choses plus graves. Au fond, faire une numération, ce n'est quand même pas très abusif. Sans doute parce que j'avais demandé cette numération, elle a été tellement soulagée qu'elle a réussi à me dire, alors que je la raccompagnais : « Vous savez, ma sœur est en train de mourir d'une leucémie. »

Votre problème est donc d'arriver à ce que le patient dise pourquoi il est venu.

Ce n'est pas simplement qu'il le dise, c'est aussi qu'on sache le lire, qu'on sache l'écouter. C'est là qu'il faut se méfier des journées moroses, où l'on écoute distraitement.

Pour vous, toute demande qui vous est formulée est d'ordre médical?

Bien sûr que non, je dirai que soixante pour cent des demandes ne sont pas médicales.

Mais alors pourquoi cela vous concerne-t-il?

Parce que cela prend l'aspect du médical. Quelqu'un vient avec de la douleur ou de la fatigue – ce qui est le grand motif de consultation. Dans un premier temps, on doit leur répondre médicalement. On doit faire notre travail de médecin. Avant de penser que la fatigue est dans la tête, on doit être sûr que ce n'est pas dans le corps.

Après, on pourra aborder les choses d'une manière différente.

Continuons sur cet exemple. Voilà une fatigue qui se révèle plutôt d'ordre psychologique, liée à la vie de ce patient. Et après? En quoi cela concerne-t-il le docteur Vellay?

Cela me concerne, parce que ce sont mes patients. Cela fait quinze ans que je suis installée, j'ai des patients que je suis depuis quinze ans et, à certains moments, ils peuvent déraper. Alors ils viennent au cabinet, comme ça; ils prennent un ticket d'abonnement au cabinet. Subitement, ils vont mal, et, très logiquement, leur mal de vivre se traduit somatiquement; je dois leur répondre. Ils vont avoir besoin de moi pour les soutenir ou pour faire le point sur un diagnostic, etc.

C'est-à-dire que vous ne vous refusez pas de servir de canne, d'aide à vivre.

Ils me consultent, et je les entends. J'empêche, d'ailleurs, au passage, qu'ils aillent se faire faire des examens excessifs, abusifs, dangereux pour eux, simplement pour se rassurer. D'autres peuvent prendre des calmants, passer le cap et aller parfaitement bien après. Il faut savoir être humble; on est effectivement là, un moment, dans la vie des gens.

Y a-t-il des confidences que vous font certains patients qui vous gênent?

Il y a des situations qui posent problème. Les confidences, jamais. Il m'est arrivé de refuser en consultation la nouvelle maîtresse d'un monsieur dont je suivais le couple depuis plusieurs années, et les enfants, etc. Ce fut une décision claire – car ce sont des situations qui me sont extrêmement difficiles; autrement je ne serais pas d'une neutralité totale. Mais, sur tous ces points, une chose m'aide beaucoup : je suis convaincue de la nécessité du secret professionnel.

C'est une règle absolue de ne jamais trahir le secret médical?

Oui, et j'ai d'ailleurs toujours grand-peur de déraper là-dessus. Cela fait partie de mes préoccupations, de mes vigilances quotidiennes. C'est si facile de le transgresser. Non pas vis-à-vis de l'extérieur – ce n'est pas un problème pour moi; mes enfants, par exemple, me demandent de temps en temps, mais bon, je ne cite jamais de noms, c'est devenu une seconde nature. Mais parce que ma façon de travailler fait que je suis souvent confrontée aux parents, ou aux amis de certains patients. Il y a vite un engrenage de parole, et il faut le casser car, autrement, les liens peuvent se mélanger. Ils posent des questions. Mais, pour moi, le principe est absolu.

Et avec le sida? Cela ne change-t-il pas les règles? On parle souvent de la situation où, dans un couple, l'un serait séropositif. Que dire à l'autre?

J'ai mes repères. Je le répète, le secret est absolu, mais cela ne veut pas dire qu'il n'y a rien à faire. Il faut chercher ailleurs afin que l'autre sache et il faut tenter de convaincre le patient de l'annoncer lui-même... On peut l'aider, travailler avec lui à la façon d'informer l'entourage, le compagnon, etc.

Cela ne veut pas dire que je suis tranquille tous les soirs. Mais que faire d'autre? Jamais je ne dirai à quiconque que son partenaire est séropositif.

Vous ne dévoilez rien, mais vous travaillez pour briser le silence?

D'une manière générale, oui, c'est comme ça que je fonctionne.

À part le sida, y a-t-il d'autres situations similaires?

Oui, des parents qui ont un certain groupe sanguin, et leur enfant qui a un autre groupe sanguin. Bref, cet enfant n'est sûrement pas l'enfant biologique du père. Que faire? Ce secret – qui est très important – n'est peut-être pas connu de l'autre. Et je ne vois pas pourquoi je précipiterais les choses. Je dois être extrêmement attentive.

Chez un enfant, par exemple, que je sens ne pas aller bien, quand je sais qu'il y a dans l'histoire un secret, quelque chose de grave dans la famille dont l'enfant n'a pas connaissance, là aussi c'est tout un travail – un travail d'accompagnement pour arriver à ce qu'on puisse, à un moment donné, exprimer ce secret à l'enfant.

Il y a quantité d'histoires. Cela peut être très varié, cela peut être une grossesse avec des saignements très importants, preuve d'une probable évacuation d'un second enfant en cours de grossesse. Plus tard, l'enfant ne va pas bien, on ne comprend pas bien ce qui se passe; probablement, l'explication se trouve dans la perte de ce jumeau. C'est un exemple. Là, le secret, c'est de ne pas avoir dit à l'enfant qu'il y a eu perte d'un jumeau, la mère ne le souhaitant pas.

Il m'arrive aussi de recevoir les parents de certains patients, qui viennent me voir pour en parler. Que dois-je faire? La seule chose, en tout cas, que j'exige, est que la démarche d'un parent, en venant me voir pour un de ses enfants, soit restituée à l'enfant. Peu importe l'âge de l'enfant – dix, vingt, quarante ans. Mais qu'il soit dit qu'on est venu me voir comme médecin pour parler. Après, une fois ce principe posé, on est dans le secret. C'est-à-dire que ce que les gens vont me confier ne sera pas réutilisé vis-à-vis de l'autre. Évidemment, je ne suis pas totalement innocente; inévitablement, ça comptera, plus ou moins, dans l'histoire que je poursuivrai avec le patient habituel, mais certains éléments resteront totalement privés.

Vous n'avez jamais transgressé la règle du secret, même à la demande du patient?

Comme déjà dit précédemment, il m'est arrivé, dans la séropositivité, d'amener les patients à rompre le silence, à en parler à leur entourage proche. Il m'arrive également que des patients me demandent de le dire en leur présence, ou de le dire sans qu'ils soient là, mais avec leur aval.

Ce secret partagé, est-ce une des explications qui fait que cette rencontre avec le patient est différente de toutes les autres?

Oui, ils viennent me donner quelque chose. Il faut que je sache respecter cette liberté de parole. La seule façon de la respecter, c'est précisément que le secret ne sorte pas de cet endroit-là.

Une sorte de contrat.

Oui, c'est le contrat. Quand mes patients entrent dans mon bureau, je dois pouvoir leur faire passer l'idée que je ne les abandonnerai pas, et que je protégerai ce qu'ils ont eu à me dire.

Mais si, au cours de cette rencontre, vous apprenez des choses qui posent problème?

Ça arrive. Là, depuis deux ans, je pense à une jeune fille qui a été en très grande difficulté avec ses parents; elle a commencé à fuguer, à déconner... Que faire? Sa mère me harcelait de coups de téléphone, elle savait que je voyais sa fille. J'étais coincée, car jamais je n'aurais transgressé ce que la fille m'avait confié.

Le problème de votre responsabilité se posait, là, parce qu'il s'agissait d'un enfant mineur.

Oui, par chance, il s'agissait de fugues brèves. Mais, c'était vrai, je sortais de mon cadre habituel.

Vous n'avez pas téléphoné aux parents?

J'ai téléphoné à la mère à certains moments pour arrêter cette espèce de folie. J'ai demandé au père qu'il m'appelle, ce qu'il n'a pas fait, j'ai fini par lui téléphoner à un moment de crise très, très violente.

Je pense également à une autre histoire. J'étais très jeune médecin et j'ai reçu une jeune fille de quatorze ans qui était enceinte. À l'époque, ce n'était pas quelque chose de très facile pour moi, même si j'étais totalement convaincue du droit à l'avortement. J'ai moi-même des filles, bon, l'avortement, c'est toujours compliqué. Alors, j'ai vu cette jeune fille presque tous les jours pendant le moment du délai légal de décision en faveur ou non de l'avortement. Elle était accompagnée par sa mère qui venait elle-même d'avoir un enfant. Elle venait, c'était clair, parce que sa mère voulait qu'elle avorte. On peut le comprendre. Quatorze ans, elle était, je crois, en troisième.

Et l'adolescente ne voulait pas avorter?

Je ne suis jamais intervenue. Je l'ai vue tous les jours. Et je lui ai demandé de parler, d'expliquer ce qu'elle ressentait pendant une dizaine de jours. Ce temps passé, elle est revenue me voir. « J'ai décidé de garder cet enfant, quoi qu'on fasse, et, si on m'interdit de le garder, je me suicide. »

Là, j'ai pris mon téléphone, j'ai appelé les parents, j'ai convoqué les parents. La grossesse a été menée à terme, extrêmement encadrée dans un hôpital parisien. Cela fait dix ans maintenant, je crois. Elle a poursuivi ses études par correspondance – d'expert comptable –, elle a passé son bac, elle a eu un second enfant. En tout cas, voilà un cas qui m'avait profondément posé problème.

Mais là vous êtes intervenue, vous avez pris fait et cause pour la jeune fille.

Je n'ai pas pris position, ni dans un sens ni dans l'autre. En général, en matière d'avortement, je ne prends jamais position. Je laisse la femme décider. C'est très simple quand une femme veut avorter. Il n'y a même pas de discussion à avoir. Ce n'est pas à nous de décider, ni même de discuter sa décision. Là où c'est problématique, c'est quand il y a une tentation vers l'avortement mais aussi un désir d'enfant profond.

Y a-t-il d'autres situations où vous apprenez des choses, dans le secret de la relation médicale, qui nécessiteraient d'être racontées à l'extérieur?

L'enfant battu, bien entendu. Et là, heureusement, on est dans un cabinet de groupe... On en discute entre nous. C'est tellement compliqué. Il peut y avoir des enfants battus qui, par ailleurs, sont très heureux et très accrochés à leur mère. Il faut pouvoir tout peser. En tout cas, cela entraîne une telle angoisse chez le soignant qu'il faut la partager, la mettre en commun.

Vous pensez à une histoire en particulier?

Oui, un enfant dont on pense qu'il a été battu. Il y avait un certain nombre de traces. À plusieurs reprises. L'enfant a été examiné, il est suivi depuis longtemps, sa famille aussi.

En fait entre les membres de l'équipe du cabinet, nous en avons parlé. L'enfant n'est plus battu. Nous sommes catégoriques là-dessus, mais c'est un enfant très, très suivi.

Oui, mais dans l'exemple que vous décrivez, vous avez pris le temps pour trancher. Vous avez été prudente, très prudente même.

C'est quoi une mauvaise mère et une bonne mère? Je n'en sais rien, moi. Il nous arrive de faire des visites dans des endroits d'une extrême précarité et, pourtant, il y a plein d'amour là-dedans. Faut-il, intervenir? Dans certains cas, effectivement, il faut pouvoir retirer un enfant d'un milieu pathogène et, dans d'autres cas, ce qui pourrait apparaître comme pathogène ne l'est pas. Un enfant qui, parfois, ne mange pas tout à fait à sa faim parce que sa mère n'a plus d'argent; est-ce une raison pour retirer l'enfant?

La médecine générale, c'est le doute permanent.

On a l'impression, parfois, que tout regarde le docteur Vellay, qu'il n'y a pas de limites?...

Je ne sais pas. Ils nous demandent de regarder. À de nombreux moments, j'aimerais bien ne pas regarder. Mais je suis là, le médecin est là, dans un environnement d'absence de parole ou d'isolement. Je suis très frappée par la solitude, l'isolement, l'exclusion. Doit-on être catégorique au point d'envoyer les gens balader : « Ça ne me concerne pas, vous reviendez quand vous aurez une angine »? Je ne le crois pas.

Vous ne dites donc jamais : « Cela ne me regarde pas. »

Ça m'arrive de dire que cela n'est plus de mon ressort. Je pousse plutôt les gens vers le dehors. Mais est-ce la même situation quand un patient me demande, par exemple, toujours la même ordonnance, avec toujours les mêmes tranquillisants ? Que fais-je ? J'arrête tout, et je lui dis de changer de vie... Non, alors ils viennent, ils reviennent parce qu'ils n'ont pas trouvé d'autres médecins.

Que faites-vous quand les gens viennent pour des ordonnances précises ?

La facilité, c'est de la faire, de laisser faire ; et ils reviennent un mois après pour le renouvellement. Cela ne me convient pas du tout, je n'apprécie guère que l'on me demande des somnifères ou des tranquillisants. C'est vrai, cela ne me plaît pas, et je le leur dis.

Pourquoi cela vous gêne ?

Je n'ai pas envie d'être un dealer. Quelqu'un que je n'ai jamais vu et qui vient me demander une ordonnance, c'est comme un toxicomane. Je demande des comptes. Je ne suis pas un commerçant. Quoique, parfois, j'ai le sentiment de l'être.

Mais vous dites pourtant que vous êtes prête à accueillir toute demande.

Oui, mais cela ne veut pas dire que je vais y accéder. La réponse est complètement libre. Il m'arrive de refuser des prescriptions. Je ne suis pas là pour qu'on me dicte la prescription.

Vous sentez-vous une responsabilité collective, financière aussi, dans la mesure où la santé a un coût ?

Oh oui ! complètement !

Vous connaissez le prix des médicaments?
Grosso modo, je sais le coût de mes ordonnances.

Tout médecin généraliste est, d'une certaine façon, observé par la Sécurité sociale, qui regarde s'il ne prescrit pas trop. Cela vous choque-t-il?
Cela ne me choque pas du tout. Et je n'ai jamais été rappelée à l'ordre pour des prescriptions. Pourtant, dans certains cas, il m'arrive de faire des prescriptions coûteuses. Et je me dis que si le médecin-conseil de la Sécu me pose des questions, alors je lui expliquerais. Je lui dirais qu'au fond prescrire vingt séances de kinésithérapie à quelqu'un qui est très tendu, qui travaille sur écran toute la journée, ce sera plus rentable que de le mettre quinze jours en arrêt de travail avec des anti-inflammatoires.

Et le prix de la consultation?Comment faites-vous? Vous êtes en honoraires libres, je crois.
Mes patients ont compris que, s'ils sont dans une passe délicate, au chômage, on baissera les tarifs. Sur la dernière année, j'ai plein de patients pour qui je suis repassée au tarif strictement conventionnel, parce qu'ils étaient dans des moments difficiles et que je leur ai permis de le dire. Le chômage, ça existe.

Mais, pour vous, le prix de la consultation est un peu à la tête du patient?
Je me débats, dans un cadre qui n'est pas bon. Cela ne repose sur rien d'être strictement conventionné, c'est insupportable, il y a un sentiment d'injustice et d'absence de liberté. Je vaux plus que cent francs par consultation. Quant aux honoraires libres, c'est insupportable parce que ce sont des critères éminemment subjectifs.

Alors comment faites-vous?
Je ne sais pas, je bricole.

Le prix varie selon la personne?
Oui, je suis en honoraires libres.

Comment vous en sortez-vous alors?
Je n'en sais rien. Vraiment, je bricole. Cela étant, il y a beaucoup de gens à cent pour cent, donc tarif de base. Et puis, ici, on est assez ouvert aux populations défavorisées, c'est donc l'aide médicale gratuite ou le cent pour cent strict. Quant aux autres, je ne sais pas, on invente. On demande par qui ils sont venus, on essaie de se souvenir combien on leur a fait payer.

Alors pourquoi ne pas se donner des règles?
Je n'ai aucune règle. Mais comment faire? La jeune femme qui gagne le SMIC, mais qui investit tout son argent dans ses vêtements, cette jeune femme aura l'air d'avoir des revenus. Et puis les familles immigrées qui arrivent toujours avec un cadeau de reconnaissance. Et puis les grands bourgeois qui arrivent en savates... Il n'est pas aisé de s'y repérer.

Pourquoi avez-vous quitté le tarif conventionnel?
Parce que je ne pouvais plus supporter que tout soit au même niveau. Je trouvais que, vu mon expérience, mon travail, je rendais une médecine de luxe, une bonne médecine pour *tous* les patients. J'ai eu un sentiment d'injustice profond – le sentiment qu'on en faisait beaucoup, beaucoup pour nos patients; et que, nous, on ne s'y retrouvait pas du tout.

Le prix de votre consultation peut-il varier de beaucoup?
Moi, c'est un peu n'importe quoi. La moyenne de mes actes est autour de cent trente ou cent quarante francs. Ce sont des variations minuscules. Je suis incapable de demander deux cents francs. Pourtant, certains me disent : « Vous êtes folle, pourquoi vous ne demandez pas plus? » Enfin, certains patients ne me le disent pas, pas tous.

Et, à la fin de la consultation, que dites-vous?

Mes vieux patients savent que je ne demande jamais, à la fin d'une consultation, mes honoraires. J'en suis incapable. Il faut qu'ils s'en souviennent, eux. C'est vrai, j'ai une très, très grande difficulté à le demander, je suis incapable de dire : « C'est tant. » J'attends qu'on me le demande. Mais, au bout du compte, j'ai très peu de consultations impayées. Certains patients sortent en oubliant de me payer.

Vous ne dites rien?

Jamais. Je ne suis pas forcément contente, mais je ne dis rien. Je ne dis jamais : « Eh, monsieur, vous oubliez de me payer. »

Mais vous le faites remarquer au moins?

Pas toujours. Par exemple, ce bouquet de fleurs que vous voyez là, c'est un patient que j'aime beaucoup qui a oublié de me payer il y a un an. C'est un patient séropositif. Il m'a dit : « J'ai oublié de vous payer il y a un an. » Et je ne m'en souvenais pas. En plus, je ne le note pas. Jamais. Sauf quand, vraiment, il y a une volonté affichée de ne pas me payer. Alors, parfois, j'arrive à dire des choses.

Il vous arrive, durant une consultation, de faire venir un autre médecin?

Oui, très souvent.

Devant le patient?

Oui. On lui demande : « Ça ne vous ennuie pas, j'ai un doute, etc. » Moi, on me demande souvent pour des histoires de séropositivité puisqu'on sait que c'est un peu ma spécialité. Un autre, c'est la rhumato, etc. Tout cela circule très bien. C'est important, et les patients le vivent très bien, non pas comme une intrusion.

Se pose là une des questions fondamentales, sur laquelle la médecine générale bute souvent, c'est la compétence. La compétence sur le plan strictement médical. Comment être compétent, à une époque où tout le monde se spécialise?

Être compétent, c'est aussi savoir qu'on est incompétent dans certaines choses. La médecine, ce n'est pas un diagnostic a priori. Il y a ce pourquoi on est formé et il y a, après, un travail de réflexion, d'examens cliniques pour arriver à un diagnostic. On a besoin d'être aidé par des spécialistes, etc.

C'est quand même sur la question du diagnostic que, parfois, le généraliste se trouve confronté, le plus cruellement, à des choix des plus délicats. Où est sa responsabilité? C'est le fameux généraliste qui n'a rien vu, qui n'a pas réalisé le début du cancer chez son patient.

Comme tout le monde, je suis hantée par l'erreur de diagnostic ou plutôt par le fait de passer à côté de quelque chose. J'ai tout le temps cela présent, une arrière-pensée, un doute. La responsabilité est énorme, et c'est la différence réelle entre l'hôpital et la ville. On est seul. Même si je peux appeler mon voisin médecin.

Qu'est-ce qui nous aide, alors? D'être formés. Qu'est-ce qui me fait peur? L'habitude. Ces moments où les patients ne nous intéressent plus vraiment, où on est dans une espèce de routine, où on pense à autre chose, parce qu'on a un de ses enfants qui est triste, parce qu'on est crevé. Et ce n'est pas facile car, en médecine générale, ce n'est pas palpitant toute la journée. Donc on est dans une routine. Et on peut laisser passer la catastrophe.

Votre garantie, où se trouve-t-elle? Simplement dans la vigilance?

Oui, simplement. Mais la vigilance peut venir aussi du regard des autres, des patients eux-mêmes. Eux aussi ont à être vigilants.

Vos patients peuvent vous ennuyer, ou vous pouvez être à bout, en avoir assez, non?

Là, je suis plutôt claire, je revendique le droit de craquer devant certaines situations, c'est-à-dire les situations d'angoisse de certains patients ou la mort puisque je suis des patients en fin de vie. Je revendique de pouvoir parfois pleurer, être émue sans retenue. Il m'arrive que mes affects vis-à-vis de certaines situations soient visibles par les gens, par mon entourage. D'ailleurs, on ne me l'a jamais reproché.

Mais vous peut-être que vous vous le reprochez? Le médecin, selon l'image d'Épinal, devant rester un roc.

Je ne me le reproche pas. Je pense aux situations de mort à domicile, d'accompagnement des mourants. De temps à autre, il y a une émotion si forte. Je pense à une parole, il n'y a pas très longtemps. La parole de quelqu'un sur le suicide d'un patient, atteint du sida, un grand croyant. Sa mère était présente, lors de cette discussion. On a parlé longuement du suicide. Et j'étais très émue. J'avais la gorge nouée. Bon, j'ai accompagné la parole, mais avec des blancs. Je suis comme ça.

Il m'arrive de demander un whisky après qu'un patient est mort à 4 heures. Tant pis! Et ces scènes, tellement chargées d'émotion, ne se passent pas seulement à domicile. Il m'arrive d'entendre des choses dans mon cabinet qui me bouleversent. C'est comme ça. Je me refuse à endosser une blouse blanche qui me protégerait de tout.

Vous accompagnez souvent les malades du sida?

Du sida ou d'autres maladies. Quand on commence à suivre un patient, s'il a une maladie grave ou si, en cours de route, il en attrape une, et qu'il me demande de le suivre, je ne peux pas refuser.

C'est compliqué de rédiger un acte de décès?

J'oublie à chaque fois. Ce n'est pas compliqué mais c'est un texte administratif qui tombe entre les mains, après un moment d'émotion. C'est... « Je, soussignée, certifie que M. ou Mme, né(e) le, demeurant à, etc. » Et il y a cette phrase admirable à la fin du certificat : « Le décès paraît réel et constant. »

Quand j'étais tout jeune médecin, j'avais cette espèce d'angoisse, je me disais toujours : « Mais est-il vraiment mort? Ne suis-je pas en train de faire un certificat sur quelqu'un qui n'est pas mort? » La mort à domicile, c'est très particulier.

Et là, vous débarquez dans des histoires très lourdes, sans trop savoir ce qui se joue.

Oui. Quand je faisais des gardes, ce que je détestais par-dessus tout, c'était d'arriver chez des gens que je n'avais jamais vus. Et je devais faire ce certificat de décès. Surréaliste. On est appelé, on arrive, il faut faire le certificat. Et j'avais toujours ce fantasme que les personnes n'étaient pas mortes. Je me souviens d'avoir remis et remis le stéthoscope pour être sûre qu'il ne respirait plus. Mais, cela, je ne le fais plus. Maintenant, les malades qui meurent sont des gens que je suis depuis longtemps.

De décider de l'accompagner jusqu'à sa mort, est-ce un contrat explicite que vous passez avec le patient?

Oui. Mais il m'arrive aussi de le passer avec des parents. En tout cas, je me suis fixé peu à peu cette règle; je n'accepte de prendre en charge quelqu'un à domicile en phase terminale que si les choses sont entièrement dites. Jusqu'au plus pragmatique. Je veux que les choses sur la souffrance, sur la douleur, sur ce qu'ils veulent ou ne veulent pas, sur les possibilités de l'entourage d'accompagner, je veux que tout cela soit dit. Je veux que l'on parle de tout. Je n'accepte pas qu'il puisse m'être reproché des choses à un moment ou à un autre et qu'en même temps ce soit contraire à mon éthique. Et si les conditions ne sont pas remplies, je ne le ferai pas. Il y a des mots que je dis. Je parle de morphine, de traitement, de soins palliatifs, je suis très claire là-dessus. Et, encore une fois, je me situe dans l'accompagnement et non pas dans l'euthanasie.

La distinction vous paraît réelle?

L'euthanasie, c'est un acte, à un moment donné, pour faire que quelqu'un meure le plus rapidement possible. L'accompagnement, c'est qu'il meure dans les meilleures conditions. La distinction, je la sens très fortement. Et puis, je ne veux plus être contrainte de faire des choses.

C'est-à-dire?

Comme médecin, j'ai vécu des situations extrêmement pénibles, et je ne veux pas recommencer. C'étaient des situations où je n'avais presque pas d'autre choix que de pousser une seringue. C'est insupportable. J'étais complètement seule. Très jeune médecin, en plein été, le bouche-à-oreille avait fonctionné. Et les gens savaient qu'il y avait quelques médecins sur Paris qui étaient d'accord avec l'idée qu'un patient qui souffrait trop devait pouvoir mourir quand il le souhaitait.

Moi, je me souviens d'un été où j'avais eu six demandes d'euthanasie. C'était insoutenable. Je ne pouvais pas. En plus c'étaient des demandes parfaitement justifiées qui venaient du patient ou de l'entourage. Je ne le referais plus. D'abord parce que je ne veux plus débarquer dans une histoire où, d'une certaine manière, je suis le bourreau. Ce n'étaient pas des patients à moi.

Cet été-là, c'était il y a longtemps, j'ai vraiment eu l'impression que j'étais un donneur de mort. Comment refuser? On était dans des situations de désarroi et de souffrance familiale, personnelle du patient, une perte totale de la dignité. Comment refuser? Maintenant je sais que je peux refuser. Je sais aussi que je peux proposer autre chose.

C'est un souvenir très pénible?

Oh oui! Il y avait un patient qui avait une sclérose latérale amiotrophique. Abominable. Cet homme était devenu totalement paralysé, aphasique. Il souffrait atrocement. Il ne pouvait plus communiquer, sauf avec le regard. C'est sa famille qui avait téléphoné. Moi, j'étais jeune médecin, je travaillais simplement en août.

Quel type de piqûre fait-on?

J'ai oublié. Je ne sais pas. Peut-être que je serai confrontée à des situations où je serai amenée à le faire, je n'en sais rien. En tout cas ce que je sais – et ce que je savais à l'époque –, c'est que je ne sais quel produit utiliser. Mais, vraiment, je n'ai plus envie de vivre ça.

Ce geste n'était pas un geste de médecin, pour vous?

Non, il était d'une grande violence, et moi, je ne pouvais pas l'assumer. Je sais qu'il y a des médecins qui le font sans problème. Je pense à cette maladie effroyable qu'est la sclérose latérale amiotrophique; la personne se paralyse sans plus pouvoir communiquer et elle reste parfaitement consciente. C'est abominable. Moi, je comprends que des médecins, des familles... Peut-être que, dans certaines circonstances... Mais il faut que les choses soient dites avant. Je ne veux pas, je ne peux plus supporter l'idée de débarquer chez quelqu'un que je ne connais pas et de pousser une seringue.

Mais vous, vous avez déjà fait des prescriptions, pour aider quelqu'un à se suicider?

Non. Je peux en parler, je crois que je pourrais promettre à quelqu'un que je ne le laisserais pas tomber. Je le ferais. Si la question m'est posée à l'annonce d'une maladie grave, s'il y a une demande de contrat avec moi : « Me laisserez-vous tomber? M'hospitaliserez-vous? Pouvez-vous ne pas m'hospitaliser? M'aiderez-vous à ne pas souffrir? » Là, je peux m'engager complètement, jusqu'au bout. Par contre, pour une prescription de médicaments pour un suicide, je ne peux pas le faire, je n'y arrive pas.

Vous n'y arrivez pas, ou vous ne voulez pas le faire?
Peut-être que ça revient au même. Moi, Anne Vellay, je ne peux pas faire une prescription de médicaments pour un suicide, même s'il rentre totalement dans ma compréhension que quelqu'un veuille se suicider. Peut-être que je ne veux pas le faire et que je dis : Je ne veux pas, je ne sais pas.

Inversement, il y a l'autre situation. Un patient suicidaire. Et là, selon le code de déontologie, le médecin doit le protéger.
Il y a un problème moral très complexe. Le mieux, bien sûr, c'est d'arriver à le convaincre. Mais enfin, pour moi, généraliste, le premier suicide auquel on est confronté reste l'overdose des toxicomanes. Et là, on joue sur un fil.

Le fil de l'autre?
Oui, il m'a fallu longtemps pour comprendre. J'ai l'impression que j'ai réussi à m'occuper des toxicomanes à partir du moment où j'ai pu formuler à un toxicomane, qui me provoquait en consultation, que sa mort m'était indifférente. C'était une scène épique. Une fille, là devant moi, s'est piquée. Devant moi en pleine consultation. J'ai attendu dans la terreur qu'elle finisse son shoot puis je l'ai virée. Elle a traversé la salle d'attente et avant de la mettre à la porte, je lui ai dit : « Je ne vous suivrai plus, et votre mort, je m'en fous. » Peut-être que je signifiais par là que la mort, c'était son affaire, et que moi, j'étais là pour le reste. Je ne sais pas.

La culpabilité doit être très présente.
Oui, on a des histoires lourdes. Je pense à une jeune fille, que j'ai également portée à bout de bras. Il se trouve que je

prends très peu de vacances, et là, je suis partie huit jours. Elle est venue au cabinet. Elle était toxicomane, elle a tout fait pour être séropositive. Elle est venue au cabinet, je crois, le jour de mon départ pour savoir si j'avais reçu son résultat de séropositivité; et elle s'est flinguée en sortant.

J'ai appris ça dans le journal pendant ma semaine de vacances. Ça a été terrible. Même si je pense, dans le cas présent, que rien ne l'aurait empêchée de le faire; mais elle était bien jeune pour cela.

On n'empêche pas les gens de mourir, même les médecins.

Oui, même les médecins. On n'empêche pas les gens de se suicider. C'est aussi leur liberté individuelle. Mais, effectivement, à certains moments, heureusement que nous sommes là!

Vous faites attention à la façon dont vous vous habillez?

Oui, je fais attention et je demande qu'on fasse attention. Quand certains de mes patients se laissent aller, je le leur dis. Quand je suis arrivée dans le cabinet, on avait une clientèle assez variée, mes associés étaient assez laxistes sur le comportement des gens dans la salle d'attente. Par exemple, c'était tout juste si on ne fumait pas un joint dans la salle d'attente! On mettait les pieds sur la table, on s'allongeait si on était un peu fatigué. Moi, j'ai fait se rasseoir les gens aussi sec. J'étais perçue comme très rigide. Mais peu importe! Je trouve qu'on leur doit ça.

Il faut quand même que je me sente bien dans mes fringues. En plus, comme je suis un peu ronde, c'est compliqué pour moi de m'habiller... À l'hôpital, pour ma journée de consultation, je ne ferme pas ma blouse.

6

PHILIPPE DARTEVELLE

Philippe Dartevelle, chirurgien thoracique à l'hôpital Marie-Lannelongue, dans la banlieue sud de Paris, est le précurseur en France (et même en Europe) des greffes cœur-poumons, et bipulmonaires. En ce printemps 1993, il a fêté la centième greffe pulmonaire. Avec, en prime, un des meilleurs taux de succès.

Philippe Dartevelle a quarante-cinq ans et, il le reconnaît lui-même, il est à un moment charnière de son travail. Tout juste nommé professeur des universités, libéré, donc, des incertitudes des carrières hospitalo-universitaires, il hésite. Il regarde derrière lui, et que voit-il? Vingt années qu'il vient de passer où pas une nuit il ne s'est endormi loin de son téléphone ou de son *bip* qui le relient à l'hôpital. Toujours joignable, toujours disponible pour organiser une transplantation et envoyer son équipe sauter dans un avion pour récupérer un organe à l'autre bout de la France. Et ces heures et ces heures passées à greffer, ces opérations qui se déroulent la nuit de préférence car, le jour, le bloc chirurgical est toujours occupé par le planning.

Du temps et un combat – il a dû se battre contre une kyrielle de murs. Lutter contre ceux qui hésitaient, contre ceux qui ne croyaient pas aux greffes ou ceux qui ne voulaient surtout pas de concurrence. Dans ses combats, Philippe Dartevelle s'est présenté tout d'un bloc, en agaçant plus d'un, il est en effet tout sauf diplomate, n'hésitant pas à tempêter bruyamment quand un confrère se faisait de la publicité pour tenter d'obtenir des organes en priorité.

Normalement, dans ce combat, il aurait dû perdre. N'était-il pas isolé dans un hôpital de banlieue, sans appuis réels?

Mais il a un invraisemblable talent de chirurgien, reconnu par tous. Philippe Dartevelle est un personnage à mille lieues de l'image du chirurgien classique qui se doit d'être chaleureux, macho, bon vivant et grand gueulard. Le chirurgien Dartevelle n'est pas un manuel, il est cérébral, inventeur, calculateur aussi. Aujourd'hui, on le sent, il a envie de s'arrêter, de réfléchir, de faire une pause. Quand il repense au passé, parfois, il prend peur. Jamais il n'a parlé de cette manière. Pendant plusieurs heures, il s'est confié, dans ce grand appartement inhabité où, pourtant, il habite.

L'entretien commence ainsi :

Depuis quelque temps, il m'arrive de me dire que l'on exagère. Je me dis que l'on peut perdre un peu la tête. Jusqu'où faut-il aller? Peut-on faire de la chirurgie qui ne va donner qu'un succès sur cinq?

Je prends un peu de recul. L'âge sûrement. Je viens de consacrer à la chirurgie plus de vingt-cinq années de ma vie. Vous n'imaginez pas le nombre de nuits blanches que j'ai passées toutes ces dernières années.

Qu'est-ce qui est en cause? C'est un mode de vie épouvantablement prenant?

Oui, j'en ai parfois assez. J'ai eu ce que je voulais. Au départ, on est passionné et attiré par l'impression de faire de l'exceptionnel, un peu comme en politique. Les gens font de la politique pour le pouvoir, et nous, c'est un drôle de pouvoir que nous manipulons : le pouvoir d'empêcher ou de retarder la mort des malades. À un moment donné, avec un peu de distance, on se dit que ce pouvoir est exorbitant et difficile à assumer pour un homme seul. J'ai quelquefois cette impression.

C'est une impression que vous avez là, aujourd'hui, après une intervention particulière.

Oui et non. Ce sentiment, nous le ressentons d'autant plus fort lorsque nous essuyons un échec. Il y a deux ans, une mauvaise série s'est présentée. Trois transplantés successifs sont décédés des suites opératoires. C'était insupportable. Tant de souffrance, tant d'énergie dépensée pour en arriver à cela ! Cette impression d'échec que nous ressentons dans ces moments-là nous fait nous remettre en question, mais nous devons l'accepter – elle est la rançon de cette chirurgie à hauts risques.

C'est vous qui avez choisi de faire ce type de chirurgie à hauts risques, comme vous dites?

On ne choisit pas de faire de la chirurgie à hauts risques. Je pense que l'on y est conduit pour aller plus loin que ce qu'il était habituel de faire. Sauver des malades, c'est dépasser les limites du conventionnel. Cette chirurgie de l'extrême ne réussit pas toujours. Prendre des risques suppose aussi accepter un certain nombre d'échecs.

Combien?

On fait autour de sept cents à huit cents interventions par an, dont vingt-cinq décès environ. C'est lourd. Surtout aujourd'hui, je trouve cela difficile à supporter car, même si l'on ne se sent pas coupable de la mort du malade – il faut savoir que ces patients ne peuvent espérer que six mois à un an de survie sans l'intervention –, on se dit que, peut-être, on aurait pu y réfléchir davantage, que, peut-être, pour tel ou tel patient, le risque chirurgical était trop important et qu'on aurait peut-être mieux fait de le laisser mourir de sa maladie, sans tenter de le sauver par une intervention qui a échoué. La perte des patients que l'on opère est encore plus pénible à supporter lorsqu'on les connaît, lorsqu'on les a vus longuement en consultation. J'essaie, en général, de bien expliquer aux malades les tenants et les aboutissants de ce qu'on leur propose comme intervention chirurgicale. Mais nous, chirurgiens, pourquoi nous décidons-nous à intervenir lorsque la chirurgie que nous proposons aux malades est à hauts risques? Opérer ou ne pas opérer? Les deux positions peuvent être critiquées. Opérer, c'est prendre des risques pour donner des chances de vie à un malade. Ne pas opérer, c'est abandonner, démissionner, en quelque sorte, et ne rien faire pour le malade qui est condamné à mort par sa maladie. Le malade participe toujours à ce choix thérapeutique et il est, bien sûr, averti des risques de ces différentes interventions. C'est, en fait, finalement le chirurgien qui est seul juge pour mesurer exactement les risques de ce qu'il propose aux patients et ne pas leur faire courir un risque injustifié.

Toute la chirurgie n'est-elle pas comme ça?

Il y a deux sortes d'interventions chirurgicales. Il y a celles qui procurent de grandes sensations, c'est la chirurgie où l'on ne sait pas ce que l'on va trouver, où il va falloir modifier ou établir une stratégie pendant l'acte opératoire; et puis il y a le reste, la routine. Ce qui est vrai, c'est que les frontières bougent. La chirurgie de pointe d'hier est la routine d'aujourd'hui. Enlever un estomac en 1920, c'était une prouesse chirurgicale. En 1993, c'est une intervention banale, de routine, aucun problème. Mais, en 1993, faire de la chirurgie sophistiquée, là, c'est tout autre chose.

Mais comment en êtes-vous venu à faire de la chirurgie des frontières? Comment passe-t-on de l'une à l'autre? De la chirurgie de routine parfaitement maîtrisée à la chirurgie de pointe où l'on se lance dans des gestes que personne n'a faits ou n'a osé faire?

C'est très long. Cela demande une longue réflexion, une très longue préparation. Ce n'est pas du jour au lendemain que vous vous lancez dans quelque chose de nouveau. Je vais vous donner un exemple. Aux États-Unis, je suis connu surtout pour avoir inventé une nouvelle opération dans les cancers du sommet du poumon. Ces tumeurs envahissent les vaisseaux sous-claviers et les nerfs qui vont aux membres supérieurs. Elles s'appellent les « tumeurs de Pancoast » et sont épouvantables car les malades meurent dans des douleurs atroces. Quand j'étais interne, je m'étais particulièrement intéressé à l'anatomie de cette région. Elle me fascinait car cet endroit est compliqué. Et puis je trouvais que c'était une région anatomique exceptionnelle, située à la jonction entre le cou, le thorax et le bras. Le temps a passé. J'ai fait mon internat en chirurgie thoracique puis en chirurgie vasculaire. En chirurgie thoracique, j'ai constaté que les chirurgiens ne pouvaient enlever correctement les tumeurs de Pancoast car ils ne connaissaient pas cette région anatomique suffisamment bien. Ils ne savaient pas l'aborder.

Puis j'ai vu les chirurgiens vasculaires qui savaient faire la chirurgie de l'artère sous-clavière située dans la région du cou mais ne savaient pas aller en dessous par méconnaissance de l'anatomie exacte de cette jonction entre le cou et le thorax. J'ai alors pensé qu'il y avait un moyen d'inventer une nouvelle technique chirurgicale pour aborder ces tumeurs de Pancoast et en faire la résection. Cette réflexion, je l'ai menée sur quatre ans au moins, au terme desquels j'ai d'abord expérimenté la technique sur le cadavre afin d'en faire bénéficier mes patients. Personne n'avait jamais pensé à enlever ces tumeurs par l'avant, tous préférant les enlever par l'arrière en soulevant l'omoplate.

Et vous, vous l'avez fait?

Oui, finalement, j'ai été en mesure d'opérer sans risque les malades et je me suis aperçu qu'on pouvait aller de plus en plus loin et retirer les tumeurs qui étaient considérées autrefois comme inopérables. Un jour, j'ai pu publier un article démontrant qu'environ trente pour cent des patients atteints de ces tumeurs étaient guéris définitivement en utilisant cette nouvelle technique chirurgicale. Et, pour vous dire combien c'est long, j'ai commencé il y a vingt ans, et c'est seulement en octobre 1993 que j'irai présenter en détail cette technique chirurgicale aux États-Unis à l'American College of Surgeons. Elle est bien loin encore d'être de la routine.

Dans cette intervention, vous êtes seul alors que, dans les greffes cœur-poumons, vous êtes deux. C'est différent?

Oui, il y a Pascal Vouhé et moi. Nous sommes deux chirurgiens de formations un peu différentes. L'un chirurgien cardiaque, l'autre chirurgien thoracique. Mais tous les deux avons la même façon de raisonner. Pascal et moi avons une complémentarité de vue des choses et d'expérience, ce qui nous permet de travailler ensemble avec affinité. Un jour, Pascal Vouhé est venu dans mon bureau et m'a dit : « Tu as vu, ils ont fait une transplantation cœur-poumons à San Diego, aux USA. » Et tout a commencé ainsi.

Le hasard d'une lecture?

Oui, c'était en 1982. J'avais trente-quatre ans, lui trente et un. Nous étions jeunes, sûrement ambitieux. Nous avons fait part au chirurgien-chef de l'hôpital Marie-Lannelongue de notre intention de faire de la transplantation cœur-poumons. Ce n'était pas si simple. Il fallait des crédits, un laboratoire. Mais mon patron était ouvert; il allait bientôt partir à la retraite et l'idée de bousculer les choses l'a séduit.

Et vous, qu'est-ce qui vous tentait dans l'aventure?

L'aventure. Ou, plutôt, le problème à résoudre. J'ai toujours rêvé de construire des fusées. Là, il fallait se lancer, et je n'aime pas trop les choses statiques. J'aime, au contraire, laisser aller mes idées et pouvoir aller jusqu'au bout. Mon patron nous a laissés entreprendre cette expérimentation au laboratoire de chirurgie. Le jeudi, une semaine sur deux, nous consacrions la journée à faire une transplantation cœur-poumons sur l'animal dans le but de mettre au point la technique. Beaucoup nous voyaient d'un mauvais œil et disaient : « Ils vont faire du training. »

Du training?

Ça veut dire « s'entraîner », apprendre à faire l'intervention sur l'animal de façon à ne pas apprendre sur l'homme. Nous avons commencé à expérimenter notre technique sur des chiens. Un chien donneur, un chien receveur. Nous faisions cela grandeur nature, comme dans une vraie salle d'opération. Il fallait une équipe, trouver un anesthésiste, une infirmière. Ce n'était pas si simple. Il fallait former un groupe, avec la volonté de réussir. À ce moment-là, nous avons essuyé injures, vexations et remarques du genre : « Quand est-ce que vous aurez fini de tuer des chiens? » Cela a duré quatre ans. Et ce n'est qu'au bout de quatre ans – parce que nous estimions parfaitement maîtriser cette opération – que nous avons fait la première transplantation cœur-poumons sur l'homme.

Quatre ans de training?

C'est très dur. Nous restions toute la nuit pour répéter les gestes, les mettre au point. Vous savez, la chirurgie expérimentale, c'est très ingrat, cela demande vraiment beaucoup de courage. Nous avions peu de matériel. On est à mille lieues du chirurgien qui arrive en disant : « Voilà, donnez-moi des gants. » Là, il fallait faire beaucoup de choses soi-même : chercher le chien, l'installer sur la table d'opération, trouver les instruments adéquats, convaincre une panseuse qu'elle veuille bien nous instrumenter. Et nous la trouvions car il y a des gens de bonne volonté.

Il doit falloir sacrément y croire. Et vous, dès le départ, vous étiez persuadé que cela marcherait?

J'y ai toujours cru, Pascal Vouhé aussi. Ce qui nous faisait tenir, c'est que nous étions de connivence et persuadés de la réussite.

Cela veut dire quoi?

Je ne sais pas comment vous expliquer, mais notre analyse des choses dans la prospective, dans le progrès à faire, est la même. Nous nous comprenons sans même parler. Dès que l'un d'entre nous a une idée nouvelle, nous nous la téléphonons. Jamais l'un d'entre nous n'a voulu tirer la couverture à lui. Cela fait quinze ans que l'on se connaît, que l'on travaille ensemble, jamais le moindre différend. C'est quand même exceptionnel!

Et comment s'est passée la première?

D'abord, on a vu que cela marchait sur le chien. C'était fabuleux. On retirait le cœur et les poumons d'un chien et on mettait à la place le bloc cœur-poumons d'un autre chien et puis le cœur repartait, les poumons fonctionnaient. Même si le chien ne pouvait pas vivre très longtemps pour des raisons physiologiques qui tiennent à la nature de l'animal, on avait démontré la faisabilité de l'opération, on maîtrisait les gestes chirurgicaux. La preuve était faite que nous pouvions pratiquer l'opération. Parallèlement, nous étions poussés par la situation. Les pneumologues de l'hôpital Antoine-Béclère, à côté, se battaient tous les jours avec des hypertensions artérielles pulmonaires. Il s'agissait de malades jeunes qui allaient mourir rapidement. La seule solution thérapeutique était la transplantation cardio-pulmonaire.

Donc la première fois.

Une de nos premières transplantées – la deuxième, exactement – était dans un lit de réanimation, clouée. C'est Mme C. Greffée il y a sept ans, en juin 1986, elle est encore vivante actuellement. Elle savait très bien qu'elle n'avait plus aucun choix. Je me souviens parfaitement de la scène, on lui a dit : « On peut vous proposer la transplantation. » Elle vit encore. Lorsqu'on lui repose la question maintenant, elle répond qu'elle n'avait pas le choix.

Et puis il y a une jeune infirmière, Mme L., inscrite dans une autre équipe pour une transplantation cœur-poumons. L'attitude du chirurgien de cette équipe, sa familiarité à son égard l'ont agacée. Un jour, j'ai vu cette jeune femme à ma consultation. Nous avons discuté un peu, et je lui ai annoncé très clairement que la transplantation du cœur et des poumons représentait au moins cinquante à soixante chiens opérés, mais n'ayant pas vécu plus de trois jours. Sur les deux malades transplantés, un vivant et un mort après l'intervention. Le discours était clair. Elle m'a dit en sortant : « C'est là que je viendrai. » Et nous l'avons transplantée. C'était très difficile parce que nous nous étions beaucoup attachés à cette malade. Nous étions très flattés que quelqu'un nous donne à ce point sa confiance. Il fallait absolument que ça marche. On la greffe. Au début, ça va bien. Au quinzième jour, alors que tout le monde dînait ensemble, le réanimateur nous téléphone et nous informe qu'elle ne va pas bien. Nous rejoignons immédiatement l'hôpital. Je dis tout de suite qu'il faut la réopérer car la trachée était en train de se désunir. Je me souviens de l'anesthésie de cette jeune malade qui me tenait la main et criait. C'était l'enfer.

Elle est morte?

En fait, c'était une erreur de diagnostic. On croyait que sa trachée se désunissait et qu'elle faisait un choc septique. Ce qu'on interprétait comme un choc septique était en fait un rejet aigu. La malade allait très mal. On lui a rouvert le thorax et, tout d'un coup, alors que l'on cherchait en vain l'abcès autour de la trachée, la trachée s'est totalement désunie, et il n'y avait pas d'abcès. C'était épouvantable. Cela fait partie des moments insoutenables que l'on est amené à vivre, où l'on voit le malade mourir sous ses yeux et où l'on est obligé d'abandonner. On a réparé tant bien que mal la trachée et fait une transposition musculaire de couverture.

En fin d'intervention, la situation continuant à se dégrader et la malade étant sur le point de mourir sur la table, en un éclair, une idée m'est venue : il s'agit probablement d'un rejet puisque ce n'est pas une infection. Immédiatement, on a injecté un gramme de Solumédrol qui est le traitement du rejet aigu, un corticoïde de synthèse. Ce fut le miracle, la situation s'éclaircit. Le lendemain, la malade était extubée, débranchée du respirateur. Elle se réveille, elle va bien. Ce sont des instants intenses, difficiles aussi. Je me souviens d'un autre moment. Pendant que nous faisions la deuxième transplantation cardio-pulmonaire, le premier transplanté qui allait très bien auparavant venait d'être réintubé en urgence car il faisait une crise d'épilepsie et était comateux. Il s'agissait en fait tout simplement d'une insuffisance d'apport en magnésium dans la réanimation des patients.

Ce qui devait être épuisant, c'est que vous ne maîtrisiez pas du tout les suites opératoires. Le geste, la greffe en elle-même, vous aviez pu le répéter. Mais la suite?

Oui, on apprenait tout en urgence, chaque petit détail. La partie réanimation nous était totalement inconnue. Et puis on avait des problèmes de logistique. Les chirurgiens et les réanimateurs sont là jour et nuit mais, à cette époque, avoir un dosage de cyclosporine pendant un long week-end, c'était quasi impossible. Une vraie catastrophe! Même chose pour les donneurs. Combien de donneurs sont perdus parce qu'il est impossible, dans un petit hôpital loin d'un CHU, d'obtenir une sérologie HIV ou à Cytomégalovirus à 3 heures. Qui va le faire? Dans le suivi de ces premiers greffés, il fallait tout faire, tout assurer. Innover, inventer, téléphoner à droite et à gauche pour demander conseil.

Vous gardez un bon souvenir de ces premières greffes?

Ce n'est pas le mot. Ce n'était jamais simple. La deuxième patiente, par exemple : une secrétaire. Elle a eu des suites opératoires extrêmement difficiles. Elle avait un tout petit thorax et le bloc cœur-poumons que nous avions mis en place était un peu trop grand pour son thorax, mais nous n'avions pas le choix. Que d'ennuis liés à ce petit thorax ! Mais, enfin, ça s'est bien terminé.

Et le premier, le tout premier, qu'est-il devenu?

Le premier est mort au bout de vingt et un jours. Pourquoi lui ce jour-là ? C'était le seul malade qui attendait une transplantation, je crois, à cette époque. Et puis il correspondait au donneur. Mais, au bout de trois semaines, il s'est plaint d'une violente douleur abdominale qui ressemblait à s'y méprendre à une perforation d'ulcère. Nous l'avons opéré de l'abdomen pour constater qu'il s'agissait en fait d'une dilatation gastrique aiguë. À partir de là, nous avons été de catastrophe en catastrophe. Maintenant, nous connaissons cette complication, fréquente après transplantation cardio-pulmonaire. Elle se traite facilement par une sonde d'aspiration gastrique. Si cette personne était opérée aujourd'hui, cela se passerait sans problème. On revient à ce que je disais au début : la chirurgie est facile une fois qu'elle est au point, mais l'inventer est beaucoup plus complexe.

Durant ces années-là, cela se savait? Vous en parliez, vous en discutiez beaucoup?

On préférait rester un peu dans l'anonymat parce que, vous savez, quand on se lance, on n'en mène pas large. On sait très bien que cela ne marche pas à tous les coups et on n'est pas capable de tout expliquer. Il est des échecs que l'on ne sait pas expliquer, même longtemps après. C'est par l'expérience que nous avons appris, à l'instar de toutes les autres équipes. Aussi je rappelle souvent qu'il est inutile et nuisible d'avoir plus de vingt équipes de transplantation pulmonaire en France pour quatre-vingts donneurs annuels de poumons. Il vaut mieux laisser quelques équipes acquérir leur expérience, car autrement cela coûte cher en termes de malades et d'argent.

Au début des pratiques, y avait-il une concurrence avec les autres équipes?

Elle est arrivée plus tard. Au départ, ce n'était pas gênant. On savait qu'il y avait eu quelques tentatives de greffes cœur-poumons dans un autre centre. On le savait par ouï-dire, par des recoupements. L'équipe en question ne parlait que très peu de ses résultats.

Mais ce type d'information vous aurait-il été utile ou pas?

Non, probablement pas. Chacun a ses secrets, et, vous savez, les échecs de ces transplantations sont souvent plurifactoriels. Le chirurgien peut se décharger d'un échec technique en disant que son malade est mort de rejet ou d'infection.

Et le fait d'être le premier, y a-t-il comme un tabou à briser?

En ce qui concerne les greffes cœur-poumons, il y a des équipes aux États-Unis qui s'étaient penchées sur le problème depuis longtemps. Nous n'étions pas les premiers. Nous n'avons pas eu à briser de tabou, ni à faire de gestes que personne n'avait osé faire auparavant. Nous avons apporté des simplifications techniques à cette intervention, des simplifications essentielles. À la différence des autres équipes, nous n'avons pas eu d'hémorragie opératoire incoercible.

Et pourquoi?

En fait, nous y sommes arrivés en introduisant l'utilisation des agrafeuses mécaniques. Pascal Vouhé et moi avons eu l'idée aussi de ne pas ouvrir complètement le médiastin, c'est-à-dire ce qui est entre les deux poumons, cela a apporté une simplification considérable à cette intervention.

Après avoir réussi à montrer la faisabilité de l'opération, la question de l'utilité de l'opération en elle-même s'est-elle posée?

Oui, après l'acte chirurgical de transplantation et la réanimation postopératoire immédiate, se pose le problème du maintien de ces patients en vie le plus longtemps possible, c'est-à-dire comment faire surtout pour empêcher les phénomènes de rejet chronique. Mais bien d'autres problèmes voient le jour au fur et à mesure de l'expérience. Comment allait-on, par exemple, refroidir les poumons pour qu'ils se conservent entre le moment du prélèvement sur le donneur et le moment de la transplantation? Fallait-il le ventiler? Quel liquide fallait-il utiliser pour les refroidir? Et tant d'autres questions... Par exemple, en 1988, nous avons eu coup sur coup plusieurs médiastinites après la transplantation cœur-poumons, c'est-à-dire des infections de tout le médiastin. Pourquoi? Il s'agissait, au départ, d'une énigme.

Vous l'avez résolue?

Oui. En fait, quand le chirurgien préleveur sanctionnait la trachée sur le donneur, il fermait avec des agrafes mécaniques la trachée du côté des poumons, mais il laissait ouvert l'autre versant de la trachée du donneur. Durant le temps d'extraction du bloc cœur-poumons, des sécrétions purulentes, venant de la trachée supérieure infectée, coulaient sur le bloc cœur-poumons et étaient probablement la cause des infections transmises au receveur. Il a fallu le temps de le comprendre et de modifier la technique chirurgicale d'extraction du bloc cœur-poumons. Il suffisait d'agrafer la trachée située plus haut. Le chirurgien est un intellectuel avant d'être un manuel : le geste doit toujours être pensé.

Mais pourquoi n'aviez-vous pas ces infections avant, dans les toutes premières greffes?

Parce que avant, au tout début, nous prélevions les organes sur place, dans le même hôpital. Le donneur était ventilé depuis peu de temps, donc n'avait pas eu le temps de s'infecter.

Actuellement, nous prenons des donneurs en coma dépassé, ventilés depuis plusieurs jours. Quelquefois, nous allons même les prélever à l'étranger.

Dans l'exemple que vous donnez de cette infection, votre responsabilité est très particulière, impalpable. Vous êtes le premier, donc il n'y a pas les repères habituels. Comment reprocher au pionnier d'une technique de ne pas réussir à tous les coups?

Comme dans toute invention, le succès ne peut venir que progressivement, étape par étape.

Avez-vous eu beaucoup d'accidents durant l'opération?

Non, seulement deux malades sont décédés pendant l'intervention elle-même. Dans un cas récent, le donneur semblait être un bon donneur mais, néanmoins, avec une échographie cardiaque qui n'était pas strictement normale. Nous avons pensé que le cœur, sous assistance circulatoire, pourrait reprendre une activité normale en fin d'intervention. Malheureusement, il n'est jamais reparti correctement et a fini par s'arrêter après plusieurs heures d'assistance circulatoire. Dans l'autre cas, le donneur avait une pneumopathie qui n'avait pas pu être identifiée avant le prélèvement. Lorsqu'on a remis le bloc cœur-poumons en circuit, le poumon s'est mis à saigner à l'intérieur des bronches et l'intervention a dû être arrêtée.

Jusqu'où prend-on des risques?

Le risque, il faut le mesurer. Par exemple, récemment, une jeune femme était en train de mourir dans un lit alors qu'elle attendait depuis un an une transplantation cardio-pulmonaire. Nous savions que son état s'était beaucoup altéré récemment et qu'elle avait un débit cardiaque effondré. Par chance il y avait un donneur dans un hôpital près du nôtre, de morphologie s'adaptant à celle de notre patiente. Nous savions parfaitement qu'il ne serait pas possible de trouver facilement des donneurs à la taille de notre receveur et que cette occasion était unique pour notre malade. Nous avons pris le risque d'utiliser ce donneur pour transplanter notre malade bien que le poumon droit du donneur ait une pneumopathie importante.

Pourquoi, normalement, n'auriez-vous pas dû prendre ce poumon?

Lorsque le poumon du donneur est infecté, le risque d'infection majeure chez le receveur est énorme. Dans ce cas, nous avons pris le risque. Et on a gagné. On ne peut pas faire ce type de chirurgie sans prendre de risques. Le risque est à mettre en balance avec le temps d'espérance de vie spontanée du malade.

Revenons à la concurrence.

La concurrence existe autour des donneurs et elle existe aussi autour des malades éventuellement transplantables. Pour les donneurs, les équipes sont à égalité et reçoivent le même nombre de donneurs les unes et les autres. Comment se pose le problème du choix des malades à transplanter? Le nombre de candidats à la transplantation est plus important que le nombre de donneurs. Seuls les meilleurs cas seront inscrits sur la liste de transplantation, c'est-à-dire ceux chez qui la greffe a le plus de chances de succès : malades jeunes, sans insuffisance rénale, etc. Les autres sont récusés de façon à favoriser les « bons candidats ». Mais il y a d'autres équipes qui, par de moins bons résultats ou parce que plus récentes, ont peu de receveurs en attente. Celles-ci acceptent les malades récusés par la première équipe et, l'offre des donneurs étant égalitaire, les malades éliminés par une bonne équipe pourront ainsi être transplantés par une équipe moins performante ou à court de malades. Résultat : de bons candidats à la transplantation ne pourront pas être transplantés. Voilà à quoi aboutit la multiplicité des équipes de transplantation.

C'est tout le problème des bonnes et des mauvaises équipes.

Oui, comme pour tout. Il y a de bons et de moins bons peintres, et on peut s'indigner que tous les peintres ne soient pas Picasso, mais c'est ainsi.

Comment réagissez-vous lorsque vous savez que, dans telle équipe, ils ont fait cinq greffes cœur-poumons et qu'il y a cinq morts?

Je me garderai de les juger. Nous avons conscience, nous aussi, de ne pas avoir cent pour cent de succès. Pour la chirurgie de pointe, training, apprentissage et expérience sont nécessaires, et au bout du compte, il y en a qui sont meilleurs que d'autres. On ne peut blâmer les gens de ne pas réussir l'impossible parce que ce genre de choses, c'est quand même du ressort de l'impossible. Il y a, en chirurgie, ce que l'on n'est pas arrivé à réussir et que d'autres ont pu réussir. Comment dire, je définirais la chirurgie de pointe comme celle des limites des possibilités de la chirurgie à un moment donné.

Dans la limite, il n'y a pas de règle?

Bien sûr qu'il existe des règles, qui sont différentes de celles de la chirurgie conventionnelle. Il nous arrive de ne pas être performants tout le temps, mais il faut savoir s'arrêter. Il y a des équipes qui sont venues me voir et m'ont dit : « Écoute, on a fait trois-quatre transplantations. Cela ne marche pas. Est-ce que tu peux nous aider? » Je trouve cette réaction très saine. Elle ne me choque pas. Les malades à qui l'on fait des transplantations sont des malades condamnés à mourir dans les semaines ou les mois qui suivent. Il leur est proposé une intervention qui a encore un taux d'échecs très notable, quelque chose en cours d'évaluation. Pour moi, ce n'est pas choquant. Ce qui me choque, c'est quand une équipe qui a des résultats toujours aussi mauvais s'obstine sans rien dire.

En somme, pour vous, dans ces pratiques limites, la transparence est essentielle, c'est la seule garantie.

Oui, je ne dis pas qu'il faut tout divulguer dans la presse. Il est souhaitable que cela reste dans un milieu un peu fermé pour éviter les grandes aberrations. Il ne sera pas bon d'aller dire : « Chirurgien Untel, trois pour cent de plus de survie que l'autre. » Non, ce n'est pas souhaitable.

Que dites-vous aujourd'hui à vos patients qui viennent se faire greffer?

Le langage n'est pas aussi brutal et pessimiste qu'il l'a été autrefois. On ne leur garantit pas le succès et on leur donne les résultats : une chance sur deux de guérir, d'être vivant dans cinq ans et de pouvoir avoir une vie normale – ce qui est la vérité. Juste un peu mieux que la réalité puisque c'est quarante-cinq pour cent de survie à cinq ans. Je donne ces chiffres à tous, aussi bien à ceux qui le demandent qu'aux autres.

Ce sont des patients qui sont très au courant de leur situation et de leur maladie?

Oui, pour le moins. On a devant nous des malades qui, tous les jours, perdent le souffle. Ils ne peuvent plus rien faire. Ils n'arrivent même plus à effectuer les gestes de la vie courante parce qu'ils sont arrivés au bout. Ils ont un débit cardiaque effondré. Au moindre effort, ils font une syncope, ils tombent.

Avez-vous des liens affectifs avec certains malades ou prenez-vous soin de vous protéger?

Oui, je me protège. Sinon, c'est impossible, il faut quand même supporter les échecs qui se révèlent difficiles à vivre. Si, en plus, il y a une relation affective avec le malade, c'est épouvantable. Il n'y aurait plus qu'à s'arrêter et à interrompre le programme de transplantation. Il faut une séparation affective complète entre le malade et celui qui s'en occupe.

Durant l'opération en elle-même, y a-t-il un plaisir dans les moments invraisemblables, uniques?

Je crois que c'est terrible. C'est d'abord une tension, et cette tension, il n'y a pas que dans la transplantation qu'on la ressent. Même maintenant, après vingt ans de chirurgie, il y a des choses qui me font encore énormément « flipper ». Ce sont des moments de tension inouïe.

Prenez, par exemple, une intervention pour rupture de l'aorte thoracique qui s'est déchirée. En général, cela arrive à des gens qui ont été éjectés d'une voiture. Donc, on vous appelle pour voir un malade car le médiastin est élargi par un hématome, et, en fait, le sang passe encore dans l'aorte, mais celle-ci peut se rompre n'importe quand, car sa paroi est presque complètement déchirée. Il faut opérer de toute urgence mais des problèmes se posent pour faire cette intervention. Pendant le clampage de l'aorte, la moelle épinière n'est plus vascularisée. Vous savez que, si vous clampez l'aorte plus de trente minutes, le malade se réveillera paraplégique, c'est-à-dire paralysé définitivement des membres inférieurs. Trente minutes, pas une de plus. L'autre angoisse de cette opération, c'est que lorsque vous ouvrez le thorax, l'aorte peut se rompre, vous éclater à la figure comme ça, n'importe comment. Puis le temps de faire le tour de l'aorte, au-dessus et en dessous, de coudre une prothèse... Vous avez trente minutes. Quel stress! Pour essayer de diminuer ce stress, certains chirurgiens se garantissent par une circulation extra-corporelle qui perfuse l'aorte thoracique au-dessous en canulant l'artère et la veine fémorale. Là, peu de risques de paraplégie mais, en revanche, risque sur le cerveau car ces patients ont souvent également un traumatisme crânien qui peut se mettre à saigner sous l'effet de l'héparine, de la circulation extracorporelle. Donc, personne ne sait très bien. Vous voyez, là, il y a une question de doigté qui est le geste rapide. Ces opérations, je les ai presque toujours faites sans circulation extracorporelle et je dis souvent à mes panseuses que c'est de la chirurgie sur la corde raide, sans filet. C'est une intervention où vous sécrétez de l'adrénaline, où vous êtes mal jusqu'à la fin. Au moment final du déclampage de l'aorte vous sortez du bloc en vitesse en disant à votre assistant : « Allez, vous fermez, je m'en vais. » À dire vrai, pendant l'opération, j'ai toujours en tête cette image virtuelle du malade en chaise roulante qui va sortir de l'hôpital paraplégique.

C'est là que vous vous dites que c'est un peu fou ce qu'on vous demande?

Oui, c'est de la folie, mais elle sauve le malade. Car ces patients ont, après, une vie normale.

On vous met dans une situation de folie. On vous oblige à réussir l'impossible.

Vous voyez, quand je fais la transplantation du cœur et des poumons, on ne peut pas m'accuser si le malade meurt. On va trouver cela normal. Mais, dans la rupture de l'aorte, si le malade sort paraplégique, je sais que j'ai un risque sur deux d'avoir un procès. Et, dans ce procès, on m'accuserait de ne pas avoir utilisé de circulation extracorporelle, alors que ma conviction est que c'est mieux de le faire sans circulation extracorporelle.

Mais là, je vous parle de l'exceptionnel. La plupart du temps, on fait de la chirurgie de routine. Et heureusement qu'il y a cette routine pour se rattraper, parce que l'exceptionnel peut devenir insupportable.

Mais, dans cette médecine exceptionnelle, comment vous repérez-vous ?

Je crois que je suis guidé par une dynamique de réussite. Il y va de ma responsabilité. Il faut que ça marche, il faut que ça aille jusqu'au bout. On l'a décidé, il faut y arriver.

Faire ce qui a été décidé, c'est ça le repère.

Oui. Et, en même temps, être capable de s'adapter. Car il y a des découvertes opératoires qui vont modifier la stratégie initialement envisagée. Par exemple, la chirurgie du cancer est une chirurgie difficile, beaucoup plus complexe qu'on ne peut le croire. Il faut savoir prendre des risques et du temps pour enlever les tumeurs, notamment lorsqu'elles sont situées au contact d'organes nobles. Dans cette chirurgie, il y a quelque chose de très injuste car il est très difficile d'apprécier celui qui va bien faire son travail et celui qui le fera mal. À la fin de l'opération, le chirurgien va dire : « J'ai enlevé la tumeur. » Mais l'a-t-il enlevée totalement? Il a pu en laisser un peu. Il y a le chirurgien qui va dire que non, qu'il n'a rien pu enlever, que c'est impossible, alors que, en fait, c'était peut-être possible. Et puis il y a celui qui va passer six à huit heures pour réséquer une tumeur – un travail laborieux, l'obligeant à prendre beaucoup de risques et de temps. Dans cette chirurgie, rien n'est vérifiable, pas d'évaluation possible.

Pour dire les choses un peu solennellement, la seule évaluation, de fait, c'est votre conscience.

Exactement. Il faut se forcer quelquefois. En relisant rétrospectivement les comptes rendus opératoires, par exemple pour faire des publications, sur certains je me le dis : « Peut-être aurions-nous pu faire mieux, faire différemment, aller plus loin. » Sur d'autres : « Nous avons été gonflés de faire cela. » Mais, en fait, le résultat est là et nous prouve que nous avions eu raison de tenter l'impossible. Le chirurgien, devant son malade, pendant l'acte opératoire, est l'homme le plus seul.

Chez certains chirurgiens, il y a une sorte de besoin quasi physique d'opérer, dit-on?

Ce n'est pas mon cas. C'est tout à fait l'opposé de ma conception du chirurgien, qui est d'être un intellectuel. Avec l'expérience que j'ai pu acquérir, mon problème n'est plus d'opérer. Cependant, on ne peut être un bon chirurgien sans une énorme expérience qui vous a confronté à toutes les situations possibles. Après avoir acquis cette expérience, il faut néanmoins opérer un minimum pour s'entretenir, sinon la peur sous-jacente de la responsabilité refait surface.

Vous parlez souvent de cette peur.

Oui, mais la chirurgie, dans la majorité des cas, est une chirurgie très maîtrisée. La peur, on l'a dans la chirurgie d'intervention, dans la chirurgie nouvelle qui, par définition, n'est pas au point. Par conséquent, là, tout peut aller très mal, très vite.

Et se terminer par un échec?

Un échec, oui. Parfois, les échecs servent à faire progresser les choses, mais il y en a qui ne servent à rien. Les échecs, il faut les effacer assez rapidement. On les efface par des succès en réopérant.

Et personne pour vous juger?

Il y a deux situations différentes. Dans les interventions programmées à l'avance que nous appelons « réglées », l'indication et la stratégie opératoire sont discutées en groupe lors d'un staff. Au contraire, durant l'acte opératoire ou lors d'une intervention d'urgence, le chirurgien est *seul* pour analyser la situation, décider un geste ou modifier une stratégie. *Seul* l'intérêt du malade lui dicte sa conduite. Là, il est le *seul* responsable.

Vous vous classez plutôt comme un inventeur ou comme un médecin?

J'ai un côté inventeur. J'aurais aimé construire des viaducs ou des fusées, mais j'ai fait médecine, un peu par hasard. C'est la chirurgie qui m'a fait développer, je crois, ce côté créatif et inventif. Un chirurgien, c'est un homme dont la pensée a dompté le geste. C'est un métier de tête, j'en suis persuadé.

7

SAMUEL MERRAN

Samuel Merran – quarante-trois ans – est radiologue, scanneriste exactement. Il n'exerce pas dans le secteur public. En fait, il a tout pour déplaire car, à franchement parler, aujourd'hui la radiologie libérale française a mauvaise réputation, gangrenée qu'elle est par l'argent.

Samuel Merran a choisi sa voie, entre les deux. Il aurait pu rester à l'hôpital et continuer à diriger un service de radiologie à Versailles. Il aurait pu aussi s'installer dans le privé et faire tourner à plein sa machine. Il a opté pour une voie médiane : salarié à la Mutualité. Il y est très correctement payé, mais son salaire n'est pas lié au nombre d'actes de radiologie qu'il effectue. Résultat, il ne doit rien à personne, ni aux médecins généralistes qui lui envoient des patients ni aux industriels qui viennent le démarcher. Il est ce qu'il est, médecin d'un nouveau genre. Dans un monde médical où la relation individuelle prime, lui délivre des diagnostics. Il ne soigne pas; il écrit et il signe. Des diagnostics aux conséquences terribles ainsi qu'il le note lui-même, plus de quatre-vingts pour cent des adultes qui « viennent pour un scan » chez lui sont là pour détecter une tumeur maligne. Samuel Merran a peu de contacts avec les patients, si ce n'est à travers des clichés aux couleurs sombres.

Le soir, il faut le voir travailler, ou plutôt l'entendre. Seul, dans un bureau désert, Samuel Merran parle à son magnétophone, et tout son engagement de médecin se trouve dans l'écriture formelle d'un diagnostic qu'il signe personnellement.

La radiologie est devenue une des étapes clés de la chaîne des soins qui va de la prévention à la clinique. Samuel Merran se situe au milieu. Un simple pion? En tout cas, il n'a pas de complexes. Il est radiologue, c'est son métier.

Vous avez l'air en forme

Oui, la journée s'est plutôt bien terminée. Cet après-midi, une jeune fille est arrivée. Elle était paniquée; c'était une infirmière de la clinique de Choisy, à qui on venait de trouver une tumeur hépatique. Était-ce un cancer? Très vite, on a pu faire un scanner et une résonance magnétique, cela s'est finalement bien terminé.

Qu'était-ce?

Une tumeur bénigne du foie. Elle porte un nom un peu barbare, c'est en fait une prolifération tumorale bénigne qui survient en règle générale chez des femmes assez jeunes; cela pourrait être dépendant de la pilule.

Il y a eu d'autres bonnes nouvelles, aujourd'hui, ou c'était l'unique?

Il y a eu une autre bonne nouvelle. C'est que l'on va pouvoir se lancer dans un programme de recherche sur la radiologie interventionnelle chez les animaux; j'ai obtenu de la Mutualité, et du constructeur Toshiba, des crédits qui vont m'être alloués pour pouvoir faire mes expériences sur les cochons. Ce sont des expériences de radiologie interventionnelle pour lesquelles je vais tester des méthodes thérapeutiques. On a l'accord, mais cela pose d'énormes problèmes financiers parce que le modèle animal n'est pas facile à mettre en place. Créer un anévrisme chez un animal, ce n'est pas quelque chose de simple.

Est-ce cher un animal?

L'achat d'un animal n'est pas très cher, cinq ou six cents francs pour un porc standard. Le problème, c'est qu'il faut tenir compte de tout ce qui va autour, c'est-à-dire le gardiennage, l'entretien de la salle d'opération, l'anesthésiste, etc. Donc, quand on fait une expérimentation animale, un animal revient environ entre quatre mille et cinq mille francs. Et on ne peut pas faire une expérience raisonnable en ayant un seul, voire deux ou trois animaux, il en faut au minimum cinq ou six.

Vous êtes radiologue. Rien ne vous oblige à faire de la recherche, à publier. Pourquoi le faites-vous?

Il y a sûrement, au départ, une partie de fierté personnelle; présenter dans un congrès un papier, c'est valorisant, on est fier d'apporter sa pierre à l'édifice de la recherche. Mais je pense surtout que c'est une nécessité, cela nous contraint à nous tenir au courant. À partir du moment où on essaie d'avoir des idées pour faire avancer les choses, on est forcément obligé de se tenir au courant de tout ce qui se passe dans son propre domaine.

Et, pour un radiologue, connaître les dernières techniques, c'est un vrai devoir. Il ne se passe pas une année sans qu'il y ait une nouveauté quasi révolutionnaire, en radiologie. Dans les années 60-70, il y a eu l'échographie qui nous a montré des images totalement différentes de la radiologie conventionnelle, puis le scanner, la résonance magnétique, la radiologie interventionnelle qui permet de ne pas opérer. Maintenant, on affine la qualité des images et on peut avoir, en résonance magnétique, des précisions qui sont d'une extrême importance.

Le radiologue, le soir, est seul dans son bureau, avec dans sa main un petit magnétophone. Vous dictez les comptes rendus de la journée en regardant les clichés des radios. Un drôle de face-à-face, médecin sans patient. Est-ce un moment agréable?

C'est un moment à part. C'est d'abord le moment où

l'effervescence tombe. Il n'y a plus personne dans le service, les secrétaires sont parties, les manipulatrices aussi, plus de malades dans la salle d'attente, moins de coups de téléphone enfin. Et je crois que ce calme est extrêmement propice, peut-être même indispensable, à l'interprétation des examens que l'on a à faire.

Pour être tout à fait honnête, la plupart des examens que l'on a faits, on les a un peu analysés dans la journée, on a déjà une idée précise sur ce qui se passe. En fait, en fin d'après-midi, on refait une lecture générale, et on dicte à la secrétaire. Les clichés sont entassés par ordre chronologique. Je vais prendre en premier le cliché qui se trouve en bas de la pile. Je vais donc être le plus loin possible de l'idée que je m'en suis faite au moment où l'examen a été réalisé, de manière à essayer de le voir avec un œil neuf.

Peut-on être surpris à la relecture, ou bien est-ce mécanique?

Il n'est absolument pas exceptionnel que l'on voie des anomalies, des choses que l'on n'a pas vues lors de la vision instantanée de l'examen au moment de sa réalisation, simplement parce qu'on n'a pas la même attention.

Cette lecture secondaire a aussi une caractéristique, c'est le moment où le patient est parti; fini le piratage de sa présence.

Je crois que ce n'est pas très important. Parce que notre lecture du cliché est à plusieurs niveaux. D'abord, on a eu un certain nombre d'indications par la discussion que l'on a eue avec le patient. Ensuite, on a eu des indications par la lettre que nous a adressée le médecin; parfois, le patient est venu avec d'autres examens radiologiques. Et notre lecture se fait en reliant l'ensemble.

Je vous ai dit tout à l'heure que la bonne nouvelle de la journée était cette jeune femme de vingt-cinq ans chez qui on a trouvé une tumeur hépatique. Quand elle est arrivée, je l'avais devant les yeux, et j'ai manifestement vu qu'elle était jeune. De plus, je savais qu'elle était sous contraceptif depuis plusieurs années et j'avais en main une échographie faite par un radiologue de Lille qui montrait une tumeur hépatique du foie. S'il n'y avait eu que le scanner, j'aurais pu formuler cinq hypothèses sur son cas. Avec le scanner et l'échographie, je réduisais déjà à deux hypothèses car certaines s'excluaient d'elles-mêmes.

Le fait qu'elle ait vingt-cinq ans et qu'elle soit sous contraceptif réduisait également le champ des hypothèses. Et comme on lui a fait dans la journée un examen par résonance magnétique, on a pu éliminer la dernière possibilité et on en a conservé qu'une seule qui, heureusement pour elle, est une lésion parfaitement bénigne. C'est comme ça que s'effectue la hiérarchie des examens.

Reste que le moment où, seul devant votre magnétophone, vous écrivez votre diagnostic est le moment clé de votre pratique.

C'est un moment très important; en tout cas, c'est là où on met sa patte, sa signature. C'est ce qui fait la différence entre un radiologue et une manipulatrice; celle-ci se trouve souvent devant la console, c'est souvent elle qui fait les examens de routine. Une manipulatrice est parfaitement capable de voir une anomalie dans un cerveau par exemple ou dans un foie. Mais il est vraisemblable qu'elle ne fera pas la corrélation entre l'image anormale et la pathologie que présente le patient. Et c'est là que le radiologue intervient avec ses connaissances médicales d'une part et ses connaissances radiologiques d'autre part.

Quand vous parlez à votre magnétophone, à qui parlez-vous? Au médecin qui vous a adressé le patient? Au patient?

Le compte rendu est destiné en premier lieu à la secrétaire qui va le taper. Il faut qu'il soit aussi clair et concis que possible, aussi bien articulé que possible. Là est le premier impératif. Le deuxième impératif, c'est que ce compte rendu doit pouvoir être lu par n'importe quel médecin, même s'il ne connaît pas le malade; il doit être capable de comprendre directement l'histoire du malade. Et puis, très souvent, on va personnaliser la correspondance par une lettre séparée du compte rendu au médecin. Cette lettre, qui reprend en général la conclusion du compte rendu, donne des explications supplémentaires; elle indique aussi ce que l'on pourrait faire ultérieurement, par exemple un examen de laboratoire complémentaire.

Et ce compte rendu, le remettez-vous au médecin?

Oui, il est inséré dans la pochette de radios, donné au patient qui va le donner au médecin.

Et si le patient le lit?

Eh oui, parfois il y a des comptes rendus qui portent des mots difficiles, pour le patient. Tumeur maligne, métastases... Alors, il y a deux moyens : soit on donne les clichés au patient et on envoie le compte rendu par la poste. Soit on met le compte rendu sous enveloppe; cachetée, l'enveloppe porte le nom du médecin et, en principe, les malades n'ouvrent pas l'enveloppe. Mais... On se retrouve toujours dans une situation difficile, parce que des cancéreux, on en a beaucoup. Plus de quatre-vingts pour cent des gens viennent ici pour une tumeur. Et ils attendent beaucoup du résultat du scanner.

Ils attendent une réponse claire?

Oui, ils attendent qu'on leur dise : on est guéri, on n'est pas guéri, normal, pas normal. Et, quand ce n'est pas normal, tout prend des proportions énormes, car l'idée commune du patient est de penser que c'est sûrement grave parce qu'on ne fait pas un scanner pour quelque chose de bénin.

Donc, dans ce contexte, nous, nous ne faisons pas de comptes rendus édulcorés, mais nous évitons de les mettre sous le nez des malades. Il m'est arrivé, une seule fois, de faire un compte rendu faux, pour faire plaisir à quelqu'un de l'entourage, mais je ne le referais pas.

Vous arrive-t-il de ne pas savoir? De ne pas comprendre ce que vous voyez sur le cliché?

Oui, bien sûr. Avant-hier, on a eu le problème d'une jeune femme qui avait mal au tibia, à qui on a fait un scanner du tibia, alors que ses radios standards étaient normales. On a trouvé une anomalie. Mais quoi? Je ne trouvais rien dans les livres. Alors je suis allé à l'hôpital Cochin, j'ai vu les gens du service de radiologie osseuse, je leur ai montré le dossier. Pour eux, ça n'a pas fait un pli, en cinq minutes, ils ont fait le diagnostic et ils me l'ont dit.

Il y a aussi une dernière possibilité : voir une anomalie sans que nul ne sache ce que c'est. On aura beau chercher, on aura beau montrer les clichés à des médecins spécialistes amis, rien n'y fera. Souvent, la seule solution, c'est de poursuivre les examens ou d'opérer.

Il y a aussi une autre possibilité, c'est l'erreur. Votre diagnostic n'est pas le bon. Cela vous est arrivé?

Oui, comme à tout le monde. Je vais vous raconter une histoire. Une horreur! C'était un patient noir africain; il urine du sang, il nous a éte envoyé avec une échographie qui a été faite en ville, sur laquelle on note une anomalie rénale. On lui fait un scanner, et on est parti dans un diagnostic d'une maladie bénigne qui est le kyste rénal. J'en étais tellement persuadé que j'ai trouvé dans les images la description exacte; à chaque fois que je pensais à un signe théorique, je le retrouvais sur l'image. À tel point que j'en ai fait de très belles images que j'ai mises de côté en me disant que cela me servirait pour un article.

Je téléphone au généraliste qui me l'a envoyé et je lui dis qu'il faut l'opérer tout de suite. Je fais une lettre pour l'hôpital. Le malade passe au staff, tout le monde est d'accord sur le diagnostic... Il est opéré. Et, en cours d'opération, cela se révèle être un énorme cancer du rein. Je n'y avais pas pensé une seconde. Pas une seconde, cela ne m'a effleuré – les urologues non plus. Et vous savez pourquoi? Parce que j'ai été péremptoire, trop sûr de moi. Et ils se sont dit si cela vient de chez lui, il ne peut pas se planter. Le résultat n'a pas été grave.

Il est profondément désagréable quand on se prétend spécialiste de se tromper de façon aussi grossière. J'aurais dû, en tout cas, me repasser cette phrase qui est de Jean-René Michel, un illustre patron de radiologie de Necker : « Tout est cancer, jusqu'à preuve du contraire. » Mais là, par excès de confiance en moi...

Et dans ce cas-là, où est votre responsabilité? Est-elle engagée uniquement vis-à-vis du médecin qui vous a envoyé le patient?

En France, la responsabilité du radiologue est pleine et entière. C'est-à-dire que le radiologue n'est pas un prestataire de services; c'est lui qui porte la responsabilité du diagnostic.

Arrive-t-il qu'en cours d'examen vous estimiez qu'il faille faire faire un autre examen?

Oui, tout à fait. On peut penser que là, pour explorer, par exemple, les vertèbres cervicales, il vaut mieux ne pas faire un scanner, mais plutôt une résonance magnétique. Alors on s'arrange; soit au moment de la prise de rendez-vous, on joint le médecin, on en parle, et dans quatre-vingt-dix-neuf pour cent des cas, le correspondant accepte. Comme cela s'est passé avec la jeune fille de tout à l'heure. On lui a trouvé cette tumeur dans l'échographie. Elle est venue me voir, j'ai pensé qu'il fallait lui faire une résonance, j'ai appelé son médecin qui devait la revoir le lendemain, je lui ai dit : on annule votre rendez-vous de demain, je lui fais un examen par résonance magnétique, je fais la synthèse du dossier, et je vous l'envoie.

Là, tout a bien fonctionné. Mais la question des rapports entre le spécialiste et le généraliste n'est pas simple. Les rapports sont très embrouillés, parfois très hypocrites. Souvent le spécialiste ne voit dans ses médecins correspondants que des rabatteurs de clientèle. Que faites-vous, par exemple, quand vous trouvez que le médecin traitant est un mauvais médecin traitant?

On se retrouve, là, dans des situations délicates. On va prendre un exemple simple : un patient arrive, avec la prescription d'un examen, alors que manifestement il n'en a pas besoin. Nous, à la Mutualité, on est dans un contexte un peu privilégié car je suis salarié, donc je ne suis pas payé à l'acte.

Alors, on explique au patient l'inutilité de l'examen. Et là, encore une fois, on téléphone au médecin traitant ou au médecin prescripteur. Et tout se passe bien. Mais on peut tomber sur un mauvais coucheur qui nous dit : « Moi je veux cet examen et si vous ne voulez pas le faire vous, je le ferai faire par quelqu'un d'autre. » Cette situation est rare, mais elle existe.

Et alors, que faites-vous?

Je n'ai jamais détruit l'image de marque d'un médecin traitant vis-à-vis d'un malade. Je ne lui ai jamais dit : « Votre médecin est mauvais, changez de médecin et allez voir quelqu'un d'autre. » Sûrement pas. Je crois que l'on a un devoir de réserve. Dans la mesure où c'est extrêmement difficile de se mettre dans leur situation, voyant peu les malades, ne connaissant ni l'historique du patient, ni les rapports qu'il a avec son médecin.

Il m'arrive oralement de proposer : « Écoutez, si vous vous

plaignez de tel ou tel symptôme, vous feriez bien d'aller voir un médecin spécialiste ou d'aller voir un autre médecin pour avoir un second avis. Mais parfois il faut aller vers le conflit. Il m'arrive de refuser des examens même si les médecins prescripteurs persistent. Dans deux circonstances : chez une femme enceinte d'une part et chez l'enfant d'autre part. Parce qu'on utilise quand même les rayons X et que l'injection de l'iode n'est pas démunie de risques.

Dans beaucoup de cabinets de radiologie où il y a un scanner, les radiologues font de l'abattage. Des clichés à la chaîne. Ils vont faire des maux de tête et des maux de dos alors qu'on sait très bien que, pour les problèmes de dos, le scanner ne sert presque à rien, mais ils le font.

C'est vrai. Mais les pressions sont multiples, et, nous aussi, il nous arrive ici de ne pas résister aux patients qui ont tellement poussé à l'indication d'un examen.

Pourtant, vous n'êtes pas au rendement.

C'est vrai, c'est un lieu un peu à part, mais ma situation, je l'ai voulue, c'est un statut que j'ai volontairement choisi. J'aurais pu choisir le statut qui était de me faire payer à l'acte et de faire effectivement le maximum d'actes quelles que soient les circonstances.

Le métier que j'exerce, la spécialité que je fais nécessitent qu'on prenne son temps pour un certain nombre d'examens et je crois que l'abattage ou la rentabilité à tous crins nuit forcément, indépendamment des indications, à la qualité des examens.

Vous gagneriez beaucoup plus d'argent si vous étiez payé à l'acte ou pas?

Je gagnerais vraisemblablement cent pour cent de plus. Là, je suis payé en salaire brut six cent mille francs par an; je gagnerais vraisemblablement le double.

Pourquoi les rapports sont-ils toujours tellement compliqués entre la radiologie et l'argent?

Les rapports sont difficiles, c'est vrai, mais comment l'éviter? Il y a, au départ, cet investissement colossal que constitue un équipement radiologique moderne – des sommes considérables mises en jeu. Il faut bien les rembourser.

Mais, dans la pratique, cela va plus loin, puisque d'une certaine façon, comme vous le dites, pour gagner beaucoup d'argent, il faut aussi que le radiologue s'installe dans la routine. On parle même d'abattage.

Oui, la routine, beaucoup d'examens en peu de temps. Et en clientèle de ville, quand on regarde les statistiques, le plus grand nombre d'examens, c'est le crâne et le rachis lombaire, les maux de tête et les maux de dos.

Et ce n'est pas justifié. Par exemple, les généralistes vous envoient-ils à bon escient des malades?

Je fais régulièrement des séances de formation continue. À la dernière session à laquelle je suis allé, à l'Hôtel-Dieu, il y avait un cours de recyclage des médecins généralistes du quartier. Ils m'ont demandé de venir leur parler de la prescription du scanner pour le rachis lombaire, c'est-à-dire pour le mal de dos.

Eh bien, aucun des vingt-cinq participants qui étaient présents ne savait prescrire un examen du rachis lombaire. Et ils ne savaient pas le prescrire en toute honnêteté, c'est-à-dire qu'ils disaient : « Ce malade a une sciatique clinique, on croit que..., pour confirmer, on va lui prescrire un scanner. »

Ce qu'ils ignoraient tous, c'est que dans quatre-vingts pour cent des cas, la sciatique typique est une hernie qui guérit toute seule, et donc le scanner n'a aucune utilité. Ils ne savaient pas que, de fait, le scanner doit être réservé aux sciatiques où l'on va faire une intervention chirurgicale.

En même temps, tout n'est pas si linéaire. Je leur ai

dit, par exemple, que, normalement, devant un rachis lombaire, nul besoin d'un scanner avant six ou huit semaines de traitement. Ils m'ont répondu à juste titre par une histoire : quand un homme de quarante ans s'est fait mal, en jouant au tennis, lumbago ou sciatique? Peu importe, c'est un cadre dans une entreprise, il travaille douze heures par jour, il passe deux heures par jour dans sa voiture pour aller et revenir du boulot. Vous allez demander à ce jeune cadre de rester huit semaines au lit sans bouger? Impossible, il refusera. Toutes les deux semaines, il va venir se plaindre : « Mais comment cela se fait, je souffre encore, j'ai beau prendre des anti-inflammatoires, je souffre encore. Il me faut un scanner. » C'est fou la pression qu'il y a de la part des malades pour obtenir ce type d'examen.

Que dites-vous aux patients, quand ils vous demandent ce qu'ils ont?

Quand c'est bénin, c'est facile.

« Bénin » voulant dire...

Je schématise, cela veut dire que ce n'est pas un cancer. Il y a une anomalie sur le foie ou sur le rein, mais c'est banal, soit un kyste, soit un adénome. Bien sûr, il faut être certain de ce que l'on dit, il ne faut pas s'être trompé sur le diagnostic, pas faussement rassurer le malade.

Entre le bénin et le malin, a priori il n'y a pas d'hésitations.

Disons que dans un grand nombre de circonstances, c'est très clair, et on peut affirmer la bénignité, ou la malignité. Mais, parfois, on est dans une situation intermédiaire. Là, il faut prêter attention à tous les mots que l'on prononce.

Le deuxième cas de figure, c'est le malade qui sait ce qu'il a. Il sait qu'il a des métastases pulmonaires, qu'il a un cancer du foie ou qu'il a un cancer du rein. C'est un patient que l'on suit régulièrement depuis plusieurs années; il veut savoir si c'est toujours pareil, si ça a diminué, si ça a augmenté ou s'il y en a ailleurs. Il est parfaitement au fait de sa maladie. À lui non plus, il ne faut pas raconter d'histoires. Il faut lui préciser : c'est pareil, c'est moins bien, c'est mieux. Encore une fois, on essaie d'atténuer un peu. Quand c'est mieux, on est enthousiaste, on dit : ça a diminué, il ne reste pratiquement plus rien.

Mais pourquoi exagérer?

Je ne crois pas que ce soit de l'exagération. Je crois que c'est la traduction de ce qui se passe vraiment. Je vais prendre un exemple numérique simple. Un malade a dix métastases pulmonaires; s'il revient huit semaines après avoir subi un traitement chimiothérapique et qu'il n'en a plus que deux, on va l'encourager : « Monsieur, c'est spectaculaire, vous n'en avez plus que deux. » Ça ne veut pas dire qu'il est guéri. Mais c'est vrai que cela nous surprend, c'est un excellent signe; bien que l'on sache que ces deux métastases qui restent signifient encore la présence de la maladie et que les statistiques montrent qu'il y a de fortes probabilités pour que les métastases se remultiplient. Mais si vous voulez, sur l'instant, on est comme n'importe qui. On éprouve presque de la joie et du plaisir à dire cela au malade.

Même si on sait que cela ne va pas durer longtemps?

Même si on sait que c'est temporaire. Quand c'est stable, on a une petite phrase un peu bizarre que l'on prononce : « Cela n'a pas bougé ni dans un sens ni dans l'autre. » Là aussi, on essaie d'être un peu rassurant; en mettant en balance les deux possibilités : de réduction et d'augmentation, on fait comprendre au malade que cela aurait pu être pire finalement.

Et puis il y a des malades pour lesquels le bilan a empiré. Et là, on est dans une situation dramatique. Honnêtement, il nous arrive – en tout cas, je ne parle que pour moi – de mentir au malade, de façon éhontée : c'est stable, il y a encore quelques anomalies, en me retranchant derrière le fait que j'ai besoin de comparer avec l'examen précédent. Et c'est vrai, je transfère cette responsabilité directe sur le clinicien qui, lui, va être obligé de faire face. Je ne sais pas s'il va le dire, mais il va en tout cas gérer la situation directement avec le malade. Sans oublier la famille du malade. L'épouse, par exemple, qui accompagne le mari.

Mais vous pouvez parler aux patients, tout de suite, juste après l'examen? Car, quand même, il vous faut un peu de temps pour le lire?

On est forcément présent devant les examens majeurs. On leur dit qu'on a besoin de recul pour lire l'examen, mais ils nous interrogent. Ils savent très bien qu'on est là ; ils nous ont entendu derrière la console, c'est nous qui leur avons enjoint : « Respirez, ne respirez pas. »

Cela dit, on est capable d'avoir une première impression, et ce que demandent les patients, c'est une première approximation. Ils sont très demandeurs d'un premier avis. Et c'est en général ce premier avis qu'on va leur donner.

C'est un drôle de paradoxe, vous faites des examens très compliqués, et on vous demande une réponse très simple, schématique même.

Oui, cela peut paraître paradoxal. Ce qui est compliqué, c'est la mise en œuvre technique, la réalisation de l'examen. Après, les réponses sont simples.

Et la fin de la journée? Cela fait beaucoup, non?

Je peux vous dire qu'il nous arrive, certains jours, de terminer la lecture le soir, complètement effondrés. Parce qu'on a vu les métastases du cancer du sein d'une jeune femme de trente ans, la tumeur testiculaire qui récidive avec des ganglions chez un gamin de vingt-cinq ans, le papy chez qui on croyait le cancer du poumon guéri, mais qui de nouveau flambe. On a vu, sur les vingt-cinq malades de la journée, vingt malades dont on est certain que le pronostic ne va pas dépasser l'année, en moyenne.

C'est très dur, même si cela l'est infiniment moins que le médecin qui se doit de prendre en charge la thérapie de ces malades.

Nous, on est juste en première ligne, pour donner un avis, pour lâcher quelques mots. Et, vu notre position, on peut facilement tricher.

Venons-en à ces tricheries ou à ces mensonges. Pourquoi vaut-il mieux parfois mentir?

Traditionnellement, moi, j'ai été élevé en médecine dans des services hospitaliers où l'on cachait la vérité aux malades dans la plupart des cas. Cela change, mais encore lentement. Pour dire la vérité, il faut que je me force.

Le malade que l'on voit là, juste là, on le voit dix minutes. Il vient, il passe; on ne sait pas ce qu'il était avant, on ne sait pas ce qu'il fait, on ne sait pas comment il réagit. Je veux dire qu'on le connaît très mal. Lui dire : « Monsieur, vous avez le foie bourré de métastases, vous en avez pour six mois, au revoir, monsieur, je passe au client suivant », ce n'est pas possible. Je pense qu'il y a un certain nombre de patients avec lesquels on peut aborder le problème, mais, pour cela, il faut les connaître.

Et puis, il y a aussi l'attitude qui consiste à ne pas mentir mais à ne pas non plus prononcer le terme de « métastase ». C'est vrai que, très souvent, on nous demande s'il y a quelque chose. On peut difficilement dire : « Il n'y a rien. » Alors on dit : « Il y a une petite chose sur le poumon, on ne sait pas bien ce que c'est, on va faire une ponction ou des analyses. » Or on sait bien que, sur les images que l'on voit, il y a neuf risques sur dix, ou quatre-vingt-dix-neuf risques sur cent que ce soit un cancer primitif. On ne le dit pas.

On comprend que vous ne soyez pas affirmatif quand vous pourriez presque l'être, mais de là à mentir.

C'est un problème individuel. On s'aperçoit quelquefois qu'il y a des gens capables de supporter le diagnostic et qu'il y en a d'autres qui ne supporteront pas. Il m'arrive de prononcer cette phrase que je déteste : « Vous verrez ça avec votre médecin. »

Mais mentir ouvertement?

Aujourd'hui, par exemple. Il y avait un homme d'un certain âge, il venait avec sa femme. On le connaît bien. Je savais qu'il avait vraisemblablement une récidive de son cancer. Je savais aussi – parce que je connais son dossier depuis longtemps – qu'il avait eu telle ou telle chimiothérapie et qu'il avait été opéré plusieurs fois, etc. On n'allait pas, dans ce contexte, lui proposer une thérapeutique supplémentaire.

Là, il allait partir en vacances. À quoi cela servait-il de l'empêcher d'aller en vacances? de lui gâcher ses quinze jours de vacances, probablement ses dernières vacances agréables?

Alors cela ne m'a pas gêné de lui dire un énorme mensonge. Il y a des malades pour lesquels cela ne me gêne pas de dire : « Vous n'avez rien. » Lui, je sais que c'est la meilleure thérapeutique qui lui reste à vivre : profiter de ses vacances avec sa femme à la campagne.

Mais le compte rendu, le fameux compte rendu que vous mettez dans une enveloppe, et que vous donnez au patient, vous savez bien que le patient peut le lire?

Ce compte rendu, sous enveloppe, c'est une espèce de barrière, mais aussi une espèce de perche que l'on tend au malade. Le malade qui veut savoir va l'ouvrir; le malade qui ne veut pas ne va pas y toucher. Le malade hésitant va sortir l'enveloppe; il va voir qu'elle est cachetée. À lui de choisir. Et cela lui donne un prétexte pour ne pas l'ouvrir. Reste que, pour nous, l'engagement est ailleurs. Nous prenons le parti, dans le compte rendu, de s'engager et de dire très franchement le diagnostic que l'on a fait. C'est là, notre responsabilité. À qui ce diagnostic est dit, c'est une autre affaire.

À votre place de radiologue, avez-vous une responsabilité de suivi? Après le diagnostic, vous préoccupez-vous de la thérapeutique qui le suit?

C'est très délicat. Dans l'équipe avec laquelle je travaille, on est très désireux de savoir ce que deviennent nos patients. D'abord, il y a la satisfaction personnelle d'avoir fait un bon diagnostic. Et puis, s'il y a des évolutions du patient, cela nous apprend, nous sert beaucoup. Il y a un certain nombre de patients que l'on suit régulièrement, puis sur lesquels on voit apparaître ensuite une anomalie. Aurait-on pu la prévenir? En fait, ce n'est pas notre métier; on sait un certain nombre de choses sur la thérapeutique, mais il y a des médecins cliniciens dont c'est la spécialité. Notre responsabilité ne va pas jusque-là.

En revanche, on peut être confronté à de drôles de choses. Cela m'est arrivé encore il n'y a pas très longtemps. Un homme de quarante-cinq ans qui avait une maladie ganglionnaire. Il est traité; tous les ganglions disparaissent, guéri. Bien entendu, il est guéri sur le plan théorique, et il faut le suivre régulièrement pour savoir s'il n'y a pas de récidive. Six mois après sa guérison, toujours guéri. Encore six mois après, on décrit des anomalies, certes pas très importantes, mais on note qu'elles n'existaient pas sur l'examen d'avant. Six mois après, on revoit le malade, nouveau contrôle; c'est clair, on ne lui a fait aucune thérapeutique car le malade est couvert de ces anomalies.

On peut légitimement se poser la question de savoir si on a

lu notre compte rendu, si on a pris en compte ce que l'on dit. Et c'est vrai, il m'est arrivé d'avoir des réactions emportées. « Quelle bande de nuls! Cela fait six mois qu'on leur dit, pourquoi n'ont-ils pas fait quelque chose? »

Bien souvent, ils ne l'ont pas fait, parce qu'ils sont arrivés au bout de la thérapeutique. Ils considèrent que la tumeur est trop petite pour entraîner une thérapeutique. Ils ont, la plupart du temps, de très bonnes raisons.

Mais, de temps en temps, ils n'ont peut-être pas de bonnes raisons?

Je ne sais pas. Peut-être. Mais, le problème, c'est que je n'ai que mon point de vue. Une autre malade, par exemple, Mme V. Elle va bien, rémission complète. Elle est guérie, et puis, plus tard, elle commence à avoir mal à la jambe. Les cancérologues lui disent de ne pas s'inquiéter. Elle va régulièrement en consultation; au bout d'un certain temps, elle se plaint tellement de sa douleur qu'on nous l'envoie faire un scan. Et là, on voit une récidive ganglionnaire. Sur le moment, j'ai la même réaction que vous. Mais enfin! Pourquoi ne nous l'ont-ils pas envoyée plus tôt? Et là, je prends le téléphone, et j'appelle le chef de clinique. Il me répond : « Mais mon pauvre vieux, on lui a tout fait. Que tu lui trouves une récidive ou autre chose, on ne peut rien faire de plus, on lui a tout fait. On a attendu pour lui faire l'examen, et on a craqué parce qu'elle disait qu'elle a tellement mal. »

Vous comprenez ce que je veux dire. C'est difficile de juger, et de faire porter une responsabilité, quand on ne voit qu'un moment de la chaîne de soins...

Aujourd'hui, vous avez beaucoup de patients, atteints du sida, qui viennent pour un scanner. Cela change-t-il beaucoup?

Le problème est complètement différent. Ce sont deux mondes : avec les malades qui ont le cancer, il y a toujours une ambiguïté autour de leur diagnostic. Alors que tous les séropositifs savent qu'ils ont le sida. C'est une différence fondamentale. Ils savent. Et ils sont infiniment mieux informés sur leur maladie que le reste de la population. Ils sont tellement bien informés qu'il est hors de question de leur dire : « Vous n'avez rien. » Résultat, on ne travaille pas de la même façon avec eux. Ils arrivent pour un scan souvent cérébral. On le leur fait; si l'examen est normal, ils repartent. S'il n'est pas normal, alors il faut qu'ils retournent à l'hôpital pour commencer le traitement tout de suite. Là, c'est symptomatique, on n'a pas besoin, j'allais dire, de prendre des précautions pour leur dire; ils attendent notre réponse, pour repartir ou pour rester. Jamais je ne leur dirai : « Voyez ça avec votre médecin traitant. »

On pressent que vous êtes plus à l'aise avec un malade du sida.

Oui, c'est vrai. Et puis c'est une population beaucoup plus jeune. Peut-être que l'on a des rapports plus faciles, un rapport d'âge, je ne sais pas bien. Peut-être que le fait qu'ils connaissent leur maladie change la relation. En tout cas, souvent, quand on les pique, ils nous disent : « Attention! je suis séropositif, mettez des gants, prenez des précautions! » La relation est plus proche, plus franche, je n'arrive pas à l'analyser. Mais la relation est plus facile, au sens premier du terme.

Comment sont vos rapports avec les industriels? Sont-ils compliqués?

Je trouve que ce sont des relations plutôt adultes, en tout cas pour ma part. D'abord, avec nous, ils ont un rôle d'information, nous indiquant les nouvelles machines, les améliorations. Ensuite, on discute, avec eux, sur le fonctionnement de l'appareil. Et puis il y a un soutien logistique. Quand j'ai besoin par exemple d'un nouveau bouquin de recherches qui vient de sortir, et que mon budget est dépassé, je demande au constructeur s'il peut me l'offrir.

Cette demande vous paraît-elle saine?

Je n'ai aucun problème. Parce que jamais, au grand jamais, je ne lui demande des choses invraisemblables. Je ne leur demande pas de m'offrir un voyage aux Bahamas. J'ai même refusé. Quand j'étais à Versailles, des collaborateurs d'une compagnie japonaise sont venus me voir, pour me dire qu'ils allaient soumissionner pour l'appel d'offre, et, dans la conversation, ils m'ont dit que, si je voulais, ils pouvaient m'inviter au Japon pour voir la fabrication de nos produits. Et puis, ils ont ajouté : « Vous savez, on visite l'usine en une heure, et le reste de la semaine vous êtes libre et d'ailleurs votre femme peut vous accompagner. »

Mais pour vos livres de recherches?

Cela me paraît anodin, d'autant que, lorsqu'ils veulent montrer un scanner Toshiba à des clients, je leur montre sans problème le nôtre. C'est une sorte de partenariat.

En revanche, là où les tentations sont plus fortes, c'est avec certains laboratoires qui font des produits de contraste.

Certains nous proposent de nous verser une certaine somme d'argent à chaque flacon vendu. Bien entendu, disent-ils, cet argent ira pour les bonnes œuvres du service.

C'est fréquent?

Un peu.

Combien vous proposait-on?

C'était de l'ordre de cinquante ou quatre-vingt mille francs par an.

Et vous avez refusé?

Eh oui! Dommage... J'aurais pu, comme cela, aller au Japon.

8

WILLY ROZENBAUM

Rozenbaum le rebelle, le talentueux, le médiatique, le chaleureux, l'affectif, le précurseur, le... On pourrait multiplier les qualificatifs, tant les couleurs lui vont bien. Willy Rozenbaum, quarante-huit ans, est un Méditerranéen, même s'il est né à Łódź, en Pologne – un Méditerranéen engagé, longtemps militant des causes révolutionnaires de l'Amérique latine.

Quand le virus inconnu du sida débarque en France dans les premiers mois de 1981, Willy Rozenbaum est simple chef de clinique à l'hôpital Claude-Bernard, dans un service de maladies infectieuses. Et les deux – le virus et le jeune médecin – ne vont plus se séparer.

Une drôle de rencontre! Il faut être atypique pour s'intéresser à une nouvelle maladie. Il faut également une sorte de candeur que perdent, parfois, les professionnels de la médecine. Il faut aussi une certaine liberté pour s'intéresser à une maladie qui ne semble s'attaquer qu'aux gays, aux Haïtiens, voire aux héroïnomanes. Et là, le cocktail a pris. Grâce à l'étonnant attelage formé de personnalités au parcours singulier comme Willy Rozenbaum et de gens plus rectilignes comme Luc Montagnier, un groupe d'une dizaine de personnes va isoler le virus d'immunodéficience humaine responsable du sida.

Depuis? Le docteur Rozenbaum – devenu professeur des universités et praticien hospitalier à l'hôpital Rothschild – continue, présent à toutes les étapes de la lente mise au point des thérapeutiques. Il soigne, mais aussi multiplie les prises de parole. « Dans une épidémie comme celle-ci, mon métier est aussi de parler. Et ce n'est pas simple. D'un côté, il faut rassurer l'opinion, pour ne pas exclure les patients déjà atteints; et de l'autre, il faut sonner l'alarme pour que l'on s'occupe enfin de la prévention », explique-t-il.

Alors, on l'a vu un peu partout, d'autant plus qu'il parle haut et clair. Une présence qui en a agacé plus d'un, en particulier dans le milieu hospitalo-universitaire. Cela ne l'a pas arrêté car, l'air de rien, Willy Rozenbaum est un combattant, « un homme engagé », dit-il.

Aujourd'hui, Willy Rozenbaum peut paraître comblé. Dans son bureau très informatisé de l'hôpital Rothschild, à quelques mètres de la salle d'attente de son service si bien décoré, il est à l'aise et détendu. Peut-être tout simplement parce qu'il fait ce qu'il aime faire : soigner.

Vous êtes professeur, chef de service. Bref, un mandarin. Est-ce que vous faites, comme vos prédécesseurs, la fameuse visite? Le grand patron, trônant devant, et tout le personnel derrière.

La visite en salle?

Oui.

J'ai abandonné depuis longtemps déjà la visite traditionnelle : le chef de service qui passe de lit en lit, lâchant quelques saintes paroles. Je fais à la place une visite sur table. On reste dans une salle de réunions, on regarde les dossiers les uns après les autres pour résoudre les problèmes techniques. Ensuite, je vais voir les patients, mais c'est assez compliqué.

Pourquoi?

Il y a quelques mois, j'ai même voulu arrêter cette brève visite; on a vingt-six malades hospitalisés et, finalement, si on fait une visite, après les trois heures d'étude sur dossier, il reste une heure pour voir vingt-six patients, deux patients par minute. Je ne veux pas de cela. Alors j'ai dit : « Je ne vais en voir que quelques-uns, ceux qui posent un problème médical. » J'ai essayé de le faire pendant quelques semaines, et tout le monde a protesté, disant qu'il fallait que je passe voir tout le monde, même deux minutes. Je dois avouer que mon opinion là-dessus n'est pas établie. Je sais que, si j'étais malade et que je voyais un patron passer deux minutes comme cela, même en sachant qu'il vient de passer vingt minutes sur mon dossier, je penserais : « Qu'est-ce qu'il me veut, ce mec-là? Qu'est-ce qu'il vient faire son cirque? »

Mais... le personnel infirmier et les surveillantes y tiennent beaucoup. Même mes assistants me disent qu'il faut que je passe parce que autrement les gens se sentent frustrés. J'ai l'impression d'être une sorte de mage qui vient apporter la bonne parole.

Ce matin, vous l'avez fait?

Ce matin, oui. Mais on ne discute pas le dossier du malade au lit du malade. Le patient ne comprend pas, il ne sait jamais si on parle de lui ou de quelqu'un d'autre. En plus, l'analyse des dossiers sur le plan technique est quelque chose qui peut générer de l'angoisse. En fait, c'est du temps passé à côté du malade mais non *avec* le malade dans ces visites. Mais quand même, ce matin, j'y suis allé.

Il ne se joue rien d'important pendant ces deux minutes, sauf cas exceptionnel. Une présence.

Peut-être que c'est le moment de dire aux gens...

... Je suis là.

Oui, on est là, on s'intéresse à vous. Mais bon, je préfère les consultations. Les consultations, je les fais seul.

Les consultations, à l'inverse, c'est toujours un moment très important?

Tous les malades ne se ressemblent pas. La plupart des patients que je vois aujourd'hui sont des gens qui ont une affection chronique. Ce sont des patients que je connais depuis des années. Je n'ai pas de nouveaux patients, justement parce que j'ai été contraint de réduire mon activité clinique; et puis en raison de la maladie elle-même, parce que l'infection à VIH est telle que, au début, je vois les patients tous les six mois, puis tous les trois mois, et puis tous les mois, et puis toutes les semaines. Donc à nombre de malades constant, mon activité ne fait qu'augmenter parce que, la maladie évoluant, il y a des traitements, il y a la surveillance qui change, etc.

Alors avec les patients que vous voyez tous les six mois, que se dit-il dans cette consultation?

Ces visites régulières ont quelque chose de dur car elles revêtent toujours un caractère de verdict, de sentence même parfois. C'est étrange d'ailleurs... Au moins un patient sur deux, quand il rentre là dans le cabinet, à la première question que je lui pose : « Comment allez-vous? », il va me répondre : « Vous allez me le dire. »

Curieux, non, comme renversement de situation! Pourquoi ne répond-il pas? Pourquoi le patient se met-il, là, en retrait, et laisse-t-il, devant lui, toute la place à une sorte d'oracle que sont les examens biologiques, avec le taux de CD4, etc., qui vont lui donner une réponse à sa place? Des analyses biologiques qui deviennent des sanctions, comme un miroir de choses que l'individu ne ressentirait pas.

Que répondez-vous à : « Vous allez me le dire »?

Je dis toujours que ce qui est important, au moins à part égale, c'est la façon dont eux se sentent, à la fois dans leur corps et dans leur esprit.

Et puis on parle. Durant la consultation, c'est l'occasion d'aborder le reste, les autres problèmes quand on a la chance d'être dans un état correct, un état stable. Car il reste toujours de l'incertitude, toujours des questions, des questions personnelles, l'angoisse qui affleure, la vie quotidienne, les problèmes d'assurance, les problèmes de couple, les problèmes de relations amicales, de relations sexuelles qui se posent souvent. Cet aspect-là prend un temps fou.

Durant cette consultation, quelle est votre tâche? Donner des informations? Faire un bilan du mode de vie des patients?

Ce que les gens me demandent, en fait, ce sont des repères. Et je crois que c'est un de mes rôles essentiels; dans une maladie qui, pendant de nombreuses années, est totalement asymptomatique, je dois donner des moyens au patient de se repérer en sachant que ces repères ne sont pas fixes. Ils bougent avec l'évolution de la maladie, ils bougent aussi parce que la prise en charge évolue. Aujourd'hui, par exemple, c'est paradoxal, mais mettre quelqu'un en traitement est vécu comme une aggravation de son état.

Et ce n'est pas le cas?

Non, le traitement pourrait être quelque chose qui apporte un mieux-être. Or il est vécu comme une étape marquant l'entrée dans une phase franchement négative. Alors qu'historiquement l'entrée dans le traitement est essentiellement la conséquence d'une amélioration de notre prise en charge thérapeutique. Mais comment le faire comprendre? Comment faire comprendre que soigner, c'est mieux que de ne pas soigner? D'ailleurs, aujourd'hui, même aux gens qui sont très stables, j'essaie d'expliquer que, finalement, la situation « idéale » serait de pouvoir les traiter.

Ce n'est pas facile, souvent ils ne comprennent pas. Cela donne les limites de la relation entre le patient et le médecin.

Car il y a des limites, pour ne pas dire des écueils, dans cette relation.

Oui, et depuis quelque temps, j'en trouve un nouveau. Je

m'interroge sur l'importance de l'explication, du rationnel dans la relation entre le patient et le médecin.

C'est-à-dire?

J'ai été très longtemps persuadé, par exemple, que les patients devaient être informés, surinformés même. Je me disais que plus ils étaient informés, mieux ils comprenaient, et meilleur serait le traitement. Aujourd'hui, je continue à le croire, mais cela ne suffit pas. Je me demande si cette information partagée est essentielle. Mobiliseront-ils plus leurs ressources pour se battre s'ils comprennent ce qui se passe? Ou bien, est-ce que ce ne sont pas d'autres mécanismes qui sont en jeu dans cette relation-là? Est-ce qu'il n'y a pas quelque chose en plus? Les patients ne se soignent-ils bien que par amour – un amour de type transférentiel – pour leur médecin?

En d'autres termes, il faut informer, mais il ne faut pas qu'informer. On se soigne bien non seulement parce qu'on comprend ce que l'on a, mais surtout parce qu'on a confiance.

Parce que l'on croit en son médecin.

Parce qu'on croit en son médecin. Et on croit en son médecin, bien sûr parce qu'il vous donne des éléments rationnels pour vous rassurer, mais aussi parce qu'il vous donne l'envie de vous battre. Quelles sont les règles d'établissement de cette relation si particulière? Là, c'est une autre histoire.

Depuis plus de dix ans que l'épidémie de sida est arrivée, il y avait un constat, dont tout le monde se félicitait. À savoir que la relation thérapeutique devenait plus adulte, le patient sortant de son silence. Or, là, vous dites qu'en fait cette évolution n'est peut-être pas si positive.

Non, cette évolution est bien sûr positive, mais cela ne suffit pas à rendre compte de la relation entre patient et médecin. Ce n'est pas simplement une relation de techniciens qui échangent de l'information; c'est aussi, comment dire, une relation désirante. Pour le vérifier, je me fonde aussi sur un constat, qui vient du fait que je soigne beaucoup de médecins. Voilà des patients qui, a priori, ont tous les éléments de connaissance leur permettant de mieux comprendre les choses. Eh bien, il y a ceux qui fonctionnent dans la maîtrise, c'est-à-dire qui veulent connaître tous leurs résultats biologiques. Et puis il y a ceux qui disent : je suis médecin mais il y a autre chose que le savoir; et c'est à vous, me disent-ils, de faire les choix, de prendre les décisions.

Je dois dire que, finalement, cela se passe beaucoup mieux, à la fois sur le plan psychologique et même sur le plan technique, qu'avec ceux pour lesquels on joue le rôle de « techniciens » avec nos choix, nos critères. Ils interviennent, mais ils interviennent comme un patient, non comme un technicien supplémentaire. Et la relation est vraiment bonne, moins tendue, moins angoissante. Certes, il faudrait faire une étude plus rigoureuse pour en parler, mais c'est mon sentiment. La connaissance du patient peut parasiter la relation avec le médecin. Elle ne doit pas être l'arbre qui cache la forêt d'une relation plus large, plus complexe. Et pour les patients non médecins, c'est encore pire parce que, là, c'est souvent du pseudo-rationnel qui est en jeu.

Pourquoi pseudo-rationnel?

Ils ont des failles de connaissances. Ces connaissances sont assises sur un terreau, sur des bases, des fondations qui chancellent immédiatement. Ils sont dans une pseudo-rationalité. Car, faut-il le répéter, dans une prescription médicale, il n'y a pas de vérité absolue. Rien n'est automatique. On ne peut pas dire : Vous avez tel symptôme, prenez ce médicament.

Regardez l'exemple du sarcome de Kaposi, un cancer de la peau fréquent chez les malades du sida. Pour le soigner, il y a une palette de quatre ou cinq traitements possibles. Dans certains cas, on peut ne rien faire ; s'il y a trois lésions cutanées qui n'évoluent pas, pourquoi traiter ? Et puis, plus généralement, on peut faire des traitements locaux, chirurgie, radiothérapie, laser... On peut, également, prescrire de l'Interféron. Donc il y a tout un panel. Et là comment choisir ? Quels sont les critères ?

Parfois, il vaut mieux prescrire l'Interféron ; si le patient a un bon bilan immunitaire, pas trop de lésions évolutives, l'Interféron donne le meilleur résultat. Mais l'Interféron a des effets secondaires majeurs – la fièvre par exemple. Et, de ce fait, pour deux patients ayant le même état clinique, on peut être amené, pour l'un, à prescrire de l'Interféron et pour l'autre une chimiothérapie ; car il y en a un qui travaille, ne supportant pas les effets secondaires de l'Interféron, ni le fait de se faire des injections quotidiennes.

Une prescription n'est jamais purement technique. Un médicament va donner des nausées ; eh bien ces nausées seront très bien supportées par l'un et nullement par un autre.

Et, de fait, c'est toutes ces informations annexes que vous avez besoin de connaître pour prescrire le bon médicament ?

Oui, c'est cet aspect-là que le patient doit transmettre. Ce que je crains, souvent, c'est que les gens se protègent, et ne se dévoilent pas, et que toutes les informations de techniques médicales ne viennent occulter cet échange.

Car il faut qu'il soit très clair qu'en dernier ressort le médecin choisit.

Il le faut. C'est très angoissant, pour un malade, de sentir que le médecin n'est pas capable de décider. Un médecin ne peut pas dire à un patient : « Choisissez. » Et il faut que le patient arrive à dire les vraies choses qui le gênent. Si un médicament rend impuissant et que le patient vous dit qu'il a absolument besoin de son activité sexuelle pour vivre, on est obligé d'entendre ce message. En revanche, s'il est prêt à faire le sacrifice, on peut lui dire : « J'ai tel médicament, il a beaucoup plus de chances de vous guérir mais il va vous rendre impuissant pendant toute une période, et j'ai un autre qui a moins de chances de vous réussir mais qui va vous laisser votre activité sexuelle. »

Je prends cet exemple parce que, finalement, un traitement, c'est toujours une castration. C'est souvent vécu ainsi. Cette castration, il faut arriver à l'identifier, à l'entendre et à l'intégrer dans la prescription.

D'une certaine manière, il ne faut pas tout à fait croire le patient.

Je ne dirai pas « ne pas croire ». Il faut arriver à entendre la véritable douleur, et, souvent, les patients eux-mêmes ne savent pas la déchiffrer. Et puis, les gens attendent du médecin une parole. Or c'est impressionnant de constater comment on peut être mal entendu. Les mêmes mots ne vont pas être entendus de la même manière par deux personnes.

Vous avez des exemples?

Oui, il faut être excessivement prudent avec les mots. Utilisant la même phrase, l'un va entendre sa mort imminente, l'autre va entendre qu'il y a des problèmes et qu'on va les régler facilement.

D'où toute la difficulté de cette communication; d'un côté, le patient a du mal à dire l'essentiel, et le médecin, de son côté, court le risque de dire des choses qui seront mal interprétées.

Arrive-t-il que vous en ayez assez de tel patient? Que vous vouliez le quitter? Ou l'inverse, lui qui ne veut plus vous voir?

Il y a tous les cas de figure. C'est compliqué, comme dans toutes les relations humaines. De temps en temps, on a des patients qui aiment le conflit, et, avec leur médecin, ils ne s'y retrouvent que dans le conflit.

Il y a des patients, aussi, qui vous entraînent dans des relations sado-masos, à double sens. Le soignant peut avoir des réflexes très primaires vis-à-vis de la maladie ou de la mort. Il peut fonctionner dans la dénégation, comme le patient. Il peut fonctionner dans l'agression.

C'est-à-dire?

Un exemple : il y a longtemps, je me suis occupé des suicides, travaillant au centre antipoisons. Or, quand les gens prennent des médicaments, la méthode classique de soin, d'épuration du toxique comme on dit, c'est le lavage d'estomac. Un geste excessivement agressif, et il l'est d'autant plus que ce lavage est fait par le personnel avec, souvent, une agressivité sidérante. Ils enfournent un gros tuyau, puis mettent des litres d'eau. La patient hurle, gueule, attaché pour ne pas qu'il enlève le tuyau.

Je me souviens d'avoir été frappé par la violence du geste. Et je ne pouvais pas ne pas me dire que, dans cette violence, il y avait toute la violence du personnel contre l'acte du suicide. De *battre* ces personnes, c'était leur façon à eux de protester contre la « mort volontaire » qui était tellement à l'antinomie de leur « vocation ».

Y aurait-il un parallèle avec le sida, dans la mesure où, dans cette maladie, il peut y avoir beaucoup d'éléments d'identification entre le soignant et le soigné?

Oui, il y a beaucoup d'éléments de proximité. Ce sont des sujets jeunes; on se sent plus proche d'eux, par définition, quand on est jeune. Et puis c'est une maladie chronique. Mais, historiquement, il ne faut pas oublier qu'il y avait quand même beaucoup plus de rejet que d'attrait dans cette histoire...

Et vous, pourquoi vous y êtes-vous intéressé?

Sûrement, y a-t-il des éléments personnels. Le sida n'intéressait pas les autres, et j'ai toujours un peu aimé les causes perdues. Je dois aimer ce rôle de défenseur de la veuve, de l'orphelin, du gay, du toxico, un peu de tous les marginaux. Je suis sûr que cet élément-là n'est pas à négliger dans ma motivation.

C'était l'attrait de l'exclusion?

Oui, plutôt. Parce que l'identification... Je ne sais pas comment elle a joué. Il faudrait que je m'allonge pour savoir ce que cela a réveillé en moi d'homosexualité. Je dirais que je n'ai jamais eu de préjugés vis-à-vis de cela, je ne suis jamais passé à l'acte de l'homosexualité, mais ce n'est pas pour autant que je me défends comme tout un chacun d'avoir des pulsions homosexuelles. Je pense que le fait d'accepter cela en tant que tel m'a fait...

Mieux comprendre cette maladie?

Oui, mieux comprendre. Mais avec les toxicomanes également. Je ne me sens pas très différent d'un toxicomane. Et je sais que ce potentiel-là existe dans chacun d'entre nous, y compris chez moi.

Est-ce que cela vous a dérangé qu'on puisse vous cataloguer comme homosexuel?

Non, cela m'a toujours fait sourire. Je sais qu'il y a plein de gens qui ont toujours été persuadés que j'étais homosexuel. Et je n'ai même jamais protesté. Je suis assez tranquille là-dessus. Mais, encore aujourd'hui, il y a des gens qui sont persuadés que je me suis intéressé à ce problème, uniquement, parce que j'étais moi-même homosexuel.

Plus tard s'est quand même posé le problème que le sida n'était pas le monopole des homosexuels et des toxicomanes?

Oui, et sur ce point, c'est assez curieux, la réaction de déni a existé chez chacun d'entre nous. Car le fait que cette maladie puisse se transmettre de façon hétérosexuelle a été connu très rapidement. Les premiers cas de transmission hétérosexuelle remontent à 1981. Et cela s'est confirmé.

Pourtant, dans mon histoire personnelle, le jour où je me suis vraiment aperçu qu'il y avait un risque – et que donc j'avais à changer éventuellement mon comportement –, ce fut bien plus tard, quatre, cinq ans plus tard. Ce fut le jour où j'ai eu en consultation un médecin. Trois ans auparavant, il sortait avec une fille qui, un jour, l'a appelé en lui disant qu'elle était séropositive. Il s'est fait tester. Il était lui-même contaminé. Et sa copine – qui était médecin aussi – était elle-même contaminée.

Pour la première fois, je réalisais personnellement qu'il y avait une chaîne de transmission hétérosexuelle très claire. On était en 1986 ou 1987. Et ce n'est qu'à partir de ce moment-là que je me suis dit qu'il fallait que, moi aussi, je change de comportement. J'ai commencé à remettre des préservatifs.

Et dans votre activité professionnelle, avez-vous eu peur?

Très peu. On s'est tous fait tester au début de 1984, je crois, avec des tests débutants. Tous négatifs, à part l'un d'entre nous qui s'est retrouvé positif mais c'était un faux positif. Les premiers tests étaient peu fiables. Mais on s'est donc aperçus que personne n'avait été contaminé. On s'est dit que l'on avait côtoyé les malades sans prendre de précautions pendant des années, et on était séronégatifs – donc, très peu de risques.

Et aujourd'hui?

C'est ma hantise... Le risque professionnel a beau être très faible, il n'est pas nul. Si on regarde le personnel dans le service, il y a en permanence des accidents, enfin des filles se piquent. Et je me dis que, sur vingt ans, la probabilité qu'il y en ait une qui se contamine n'est pas négligeable. C'est vraiment une crainte que quelqu'un de mon service connaisse une contamination professionnelle. Aussi, je suis furieux quand une infirmière se pique. Et le problème, avec les mesures de prévention, c'est qu'au fil du temps l'attention se relâche. C'est toujours pareil. Il faut toujours maintenir une pression sur les conditions de sécurité.

C'est agréable de revoir quelqu'un en consultation?

C'est vrai que c'est un peu particulier dans cette maladie. Ce n'est sans doute pas spécifique, mais c'est peut-être encore plus fort dans cette maladie que dans d'autres. Car, finalement, la meilleure chose qui puisse arriver à mes patients, qui puisse *nous* arriver, c'est qu'on vieillisse ensemble. Je le leur dis souvent.

C'est un peu terrible de le dire ainsi, mais c'est le contrat optimal qu'un médecin puisse proposer à son patient : vieillir ensemble. Et c'est troublant, parce que..., avec qui peut-on prétendre vieillir ensemble?

Avec qui, aussi, a-t-on envie de vieillir ensemble?

Aussi. De ce côté-là, les patients sont plus favorisés que nous puisque, eux, ils peuvent choisir alors que nous, *a priori*, on ne peut pas tellement.

Il arrive que vous refusiez un patient?

Oui, une fois, un patient à qui j'ai dit que je ne pouvais pas le prendre en charge.

Pourquoi?

Parce la communication ne se faisait pas. C'est assez rare. On parlait, et on ne se comprenait pas. En revanche, il y a pas mal de patients qui changent de médecins, et cela me paraît sain, normal. Cela ne remet pas en cause la compétence. Je dis toujours aux étudiants en médecine qu'il faut absolument, quand on est médecin, se débarrasser de son ego.

Bien entendu, il faut utiliser toute notre compétence pour établir la meilleure relation possible mais, si elle ne s'établit pas, ce n'est pas obligatoirement notre faute. Il ne faut pas se culpabiliser là-dessus, ne pas vivre cela comme une blessure. Moi, il y a des patients qui me disent : « Je n'ai plus envie de vous voir, je ne suis pas content de notre relation. » C'est très bien, aucun problème. Non seulement cela ne me gêne pas mais je trouve cela très sain.

Revenons à ceux qui restent.

J'ai un patient qui a le sida depuis dix ans. Depuis dix ans, je le revois tous les mois. Tous les mois. On est entrés dans une sorte de routine, d'ailleurs. C'est assez étonnant. Je dois dire, même si cela peut paraître choquant de dire ainsi les choses, qu'on est presque comme un vieux couple maintenant. On s'engueule. Lui, de temps en temps, en a marre. Il ne vient plus aux consultations, parce que c'est difficile aussi, la vie qu'il mène.

Et lui, qu'est-ce qu'il répond à la question « Comment allez-vous ? »

Il a tendance à me répondre, un peu systématiquement : « Ça va bien ! » Mais je sais que ça ne va pas bien, qu'il faut aller plus loin.

Voir ses patients à l'extérieur, est-ce souhaitable?

Il se trouve que, pour des raisons variées, je soigne quelques personnes que je connais personnellement. Des personnes que je connaissais avant. D'ailleurs, l'une des choses les plus horribles que j'aie faites, c'est de m'occuper du fils d'un très bon ami à moi, décédé depuis, un garçon que j'ai vu naître.

Pourquoi?

J'ai vu naître cet enfant. Je l'ai vu grandir, pousser. Après, on ne s'est pas revus pendant des années et puis je l'ai revu là, contaminé. J'ai dit à mon ami que j'allais m'en occuper. Mais j'ai eu tort; c'était trop dur de prendre des décisions dans une atmosphère si affective. On se connaissait trop, on était partis en vacances ensemble pendant des années.

Autrement, j'ai trois personnes amies que je suis. Un proche que je connais depuis des années. Mais lui, par exemple, on ne se voit plus à l'extérieur depuis que je m'occupe de lui. Je ne suis plus que son médecin. Il est médecin lui-même, et je ne suis pas du tout gêné dans la relation, à part le fait que je connais aussi très bien sa famille, sa sœur. Pour l'instant, il ne va pas trop mal mais j'ai toujours peur que, quand il ira mal, ce soit un peu difficile.

Il m'est arrivé aussi de connaître des patients, des gens avec lesquels il y a un peu plus qu'une simple relation médecin-malade, des gens que j'ai revus à l'extérieur, qui sont devenus des amis, quelquefois c'est possible.

Et pourquoi cela devient-il difficile?

C'est le mélange. Là, dans l'histoire à laquelle je pense, il était devenu un ami. On faisait des fêtes ensemble. Or, à un moment donné, arrivent des décisions difficiles à prendre, et on doit pouvoir garder un certain détachement, une certaine distance. Parfois on peut être amené à prendre des décisions qui comportent des risques.

Dans les traitements?

Des traitements risqués. Un fois, cela s'est posé autour de problèmes neurologiques. Il y avait un doute. Fallait-il faire une biopsie cérébrale? C'est un examen compliqué à prescrire et à faire. Je me suis senti mal, parce que j'ai repoussé l'indication de la biopsie cérébrale pour des raisons que je sais être subjectives; on ne l'a pas faite, et puis les choses ont évolué défavorablement ; à un moment, cela n'avait plus de sens de la faire. Je me suis posé très longtemps la question de savoir si j'avais pris cette non-décision parce que c'était un ami. Je n'en sais rien. Mais depuis, pour moi, c'est clair, et j'en parle aux amis que je soigne. Je leur dis : « Voilà, il y a un vrai problème, il faut qu'on soit clair sur ce point de notre relation. Il y a un moment où l'amitié ne doit plus intervenir. » La fois où j'ai craqué, j'ai arrêté. Avec l'enfant de mon ami, j'ai arrêté. Il y a eu d'autres personnes comme cela, avec lesquelles j'ai eu de l'amitié ; et c'était assez difficile, surtout avec l'entourage d'ailleurs. Une fois, un patient que je connaissais bien m'a dit, et répété, que le jour où il irait mal, il voudrait qu'on arrête les soins, qu'on l'euthanasie. Il avait répété le message à tout son entourage. Or je me souviens que, lorsque sa situation s'est aggravée, il n'avait plus aucune demande de cet ordre-là, c'est fréquent. En revanche, l'entourage était resté sur cette idée. Il y a eu beaucoup de pressions, beaucoup de difficultés. Moi, je me disais que tant qu'il n'y avait plus de demande, il m'était impossible de hâter la fin.

La fin, hâter la fin ? Est-ce le hasard, si vous vous êtes retrouvés face à une maladie au pronostic aussi incertain ?

Oui et non. Enfin, si je regarde en arrière, ces vingt dernières années, il est évident que, jusqu'à il y a dix ans, j'avais en tête un objectif immature et fantasmatique : rendre les gens immortels. Je faisais de la médecine pour rendre les gens immortels. J'ai commencé à me poser des questions, il y a une quinzaine d'années, quand je faisais alors de la réanimation. Une discipline idéale car, au sens propre, on ressuscite les gens. Mais à quel prix, ou pour quelle vie ?

C'est-à-dire ?

Il y a des situations qui m'ont beaucoup marqué. En particulier dans le suicide. Et en particulier l'histoire d'un fille qui était très intelligente, très belle ; elle avait fait une tentative de suicide et elle était ressortie de la réanimation en insuffisante rénale, sourde.

On l'avait récupérée doucement, mais sourde. Et ce qui m'avait le plus troublé, c'est que, au-delà d'une volonté farouche et inébranlable de mourir, elle avait aussi une joie de vivre absolument invraisemblable. Jouir de l'instant, du moment qui passe. Ce n'était pas du tout dans le cadre d'une dépression. C'était vraiment tout à fait autre chose qui se jouait là, dans son suicide. Or, à la fin, cette fille a tout perdu, un peu laminée par les événements, par ses problèmes médicaux. Elle a perdu, curieusement, son désir de mourir, mais aussi sa joie de vivre. On l'avait ressuscitée, mais pourquoi? C'était il y a une vingtaine d'années.

Le sida a changé votre regard sur la mort?

Oui et non. Car il faut, avant tout, se remettre dans le contexte des maladies infectieuses. Jusqu'en 1981, dans ces services de maladies infectieuses, on avait une des activités médicales les plus gratifiantes; des malades venaient, on leur donnait des antibiotiques et ils guérissaient. Et voilà donc que, tout d'un coup, arrive une maladie nouvelle. Une pathologie qui tue, et tue vite, et dès le départ on avait le sentiment qu'elle pouvait tuer beaucoup.

Je crois que le mélange des deux époques a beaucoup contribué au regard que j'ai toujours eu sur le sida. Pour moi, au départ, une maladie infectieuse ne devrait pas tuer. Et avec le sida, j'ai toujours eu dans la tête la conviction que l'on doit arriver à la même chose. Je le répète, ce n'est pas normal qu'une maladie infectieuse tue. D'où je pense qu'une grande partie des stratégies, ma façon de voir et de me battre ont été conditionnées par ce premier regard.

Reste que, toujours et toujours, beaucoup de malades meurent du sida. Plus de dix par jour en France.

Évidemment. J'ai absolument accepté de ne pas considérer la mort comme un échec. Bien sûr, je parle là quand elle survient au-delà de toutes nos ressources, au-delà de toutes nos capacités du moment.

Je crois que, plutôt que de s'obnubiler sur le combat contre la mort, il vaut mieux s'obnubiler sur le combat pour la vie. On a l'impression de dire la même chose quand on dit cela, mais dans la pratique de tous les jours, ce n'est pas pareil. S'occuper de la vie, c'est donner un sens, une réalité, une densité ou une qualité à la vie qui reste.

Ce sentiment-là est nouveau?

Oui, il s'est peu à peu consolidé. Quoi qu'on en pense, on est obligé d'entendre les propos de ces patients qui vous disent que, finalement, cette maladie leur a permis de vivre.

Dans le service, il y a depuis quelques jours une exposition, avec un livre de dédicaces. [Il va le chercher.]

L'auteur de l'expo a mis quelque chose que j'ai entendu, pas cinq fois, mais cent fois. Il a écrit : « Un an a passé depuis l'exposition que j'avais faite ici même. Tout le monde m'avait encouragé à continuer, alors j'ai foncé et je pense que cela a été un élément déterminant dans mon combat contre la maladie. J'ai mis dans ces collages quelques souvenirs intimes où le désir de vivre prend une place très importante. C'est la maladie qui m'a donné l'envie de créer. Elle a été pour moi, dans un premier temps, un choc qui m'a paralysé, puis une secousse qui m'a réveillé. »

Je crois que notre démarche n'est pas de nous focaliser sur la mort; mais – y compris avec un patient qui est très proche de la mort – de trouver avec lui des projets à court terme et d'essayer de les accomplir.

Parler de la vie avec le patient plutôt que de la mort?

Oui, parler de la vie, lui donner du corps, lui donner un contenu. En permanence. Et là ce n'est plus un échec. Ce que je hais et ce que je continuerai à détester tout le temps, ce sont les morts illégitimes. Ce que je veux dire par là, ce sont des gens qui meurent alors qu'on aurait pu, techniquement ou médicalement, contrôler les choses.

Maintenant, je le sais, mon métier n'est pas de rendre les gens immortels. On peut le regretter; dans sa pratique quotidienne, dans sa vision intime des choses, on peut se dire que la mort est inacceptable. C'est révoltant, et cela l'est d'autant plus qu'il s'agit de gens jeunes. Mais, dans sa pratique médicale, on ne peut pas en rester là. Cela ne veut pas dire qu'il ne faut pas essayer d'améliorer les choses pour rallonger l'espérance de vie. Mais l'objectif prioritaire est de donner de la qualité à la vie.

Et c'est votre travail?

Oui. Aujourd'hui, oui. C'est de répondre à la question de la vie.

Comment réglez-vous le problème des derniers moments?

Depuis un peu plus de deux ans, on a pris contact avec une unité de soins palliatifs de l'Hôtel-Dieu. Mais je n'ai pas de position définitive vis-à-vis de ce qu'on appelle aujourd'hui les soins palliatifs. C'est vrai, je ne peux pas m'empêcher de constater la tolérance des médecins, du corps médical, de l'institution médicale vis-à-vis de la douleur; elle est très forte. Les médecins tolèrent manifestement très bien la douleur de leurs malades. Et, pour être sincère, j'ai mis, moi aussi, du temps à m'apercevoir que j'avais une tolérance vis-à-vis de la douleur des autres. De fait, j'y suis devenu totalement intolérant le jour où j'ai eu une douleur intolérable. Une douleur dentaire. À me jeter par la fenêtre. Je voulais mourir. Et j'ai pris n'importe quoi, tout ce qui était à ma portée, même de la morphine. Dans les dix minutes qui ont suivi, je n'avais plus mal. Ce fut une révélation. J'avais pris de la morphine pendant quarante-huit heures, et je ne suis jamais devenu toxicomane, et je n'ai plus eu mal. Je me suis dit qu'il fallait être fou ou sadique pour laisser supporter la douleur. Depuis, à chaque fois que les gens souffrent, j'augmente les antalgiques et, dès que je vois qu'avec les antalgiques courants, je n'y arrive pas, je donne de la morphine.

Car il n'y a pas de raison de laisser souffrir les gens. On ne sait pas tout faire en médecine mais du moins peut-on soulager la douleur. Faisons-le. Et faisons-le au mieux. De là, à créer des services de soins palliatifs...

Et la question d'accélérer les choses. Le fameux cocktail lytique qui se donne en perfusion, mélange de calmant, d'antalgique?

Lorsqu'on est dans la démarche de soulagement vrai de la douleur – la douleur physique et éventuellement la douleur mentale –, les demandes d'euthanasie se réduisent à quasi néant. Les gens ne demandent plus rien. Quand on leur offre un soulagement physique, quand on leur permet d'avoir toujours un certain lien avec leur famille, un confort, un soutien; quand ils sentent une certaine chaleur, quand ils sentent un peu d'amour autour d'eux, et même s'il n'y en a qu'un petit peu, ils le prennent.

C'est ce que je vois tous les jours : personne n'a envie d'abandonner. S'il y a encore de l'amour qui passe, si l'équipe soignante continue à les regarder, non pas comme des mourants mais comme des gens qui vivent encore, quand leur entourage se mobilise un peu et qu'on peut construire des micro-projets – je le répète – la demande d'euthanasie, il n'y en a plus.

Mais si cette demande se produisait, et se maintenait, que feriez-vous?

Sur le principe, je ne suis pas opposé. Mais je ne sais pas si c'est au médecin d'intervenir. Le médecin peut intervenir avant. Après? C'est à la société de se déterminer là-dessus. Car ce n'est pas le rôle du médecin de raccourcir la durée de vie, même pour quelques instants. Donc je ne suis pas très à l'aise, mais je suis prêt à entendre, à accepter l'idée.

Quant aux derniers moments...

Le médecin assiste rarement aux derniers moment de son patient. Ce sont les infirmières, plutôt. De ma part, ce n'est pas une fuite. Mais les derniers instants, de quel droit reviennent-ils au médecin? Quelle place doivent-ils avoir? Selon moi, c'est plus la place de la famille, de l'entourage, éventuellement des soins infirmiers. Je ne suis pas sûr que le médecin ait sa place. C'est plus un moment d'intimité avec la famille qu'avec le médecin. Mais, dans la pratique, si je suis là, je ne m'en vais pas en courant, mais je ne le recherche pas. L'autre problème, c'est qu'on ne peut pas être en deuil permanent. Il faut aussi se protéger.

Se protéger est pour vous un devoir.

Oui, et même plus; c'est dur de le dire ainsi, mais on a l'impérieuse nécessité, pour ne pas dire l'obligation, de se protéger. On nous le dit souvent : « Mettez-vous à notre place. » Mais non, chacun à sa place. Il faut, bien sûr, s'investir suffisamment dans une situation pour la rendre la plus acceptable possible, mais aussi garder suffisamment de distance pour ne pas se détruire.

Il y a eu des moments où vous aviez l'impression de ne pas tenir ce cap?

Souvent, car la limite n'est pas facile à trouver. Elle n'est pas facile, en tout cas, pour moi, et elle est peut-être plus difficile encore pour les infirmières.

Par exemple, je reçois les invitations pour les enterrements. Bêtement – enfin spontanément –, ma tendance aurait été d'aller aux enterrements. Et puis, à un moment, je me suis dit que non, que je ne pouvais pas aller aux enterrements, que je ne *devais pas* aller aux enterrements. Maintenant, j'en suis presque à interdire au personnel d'aller aux enterrements. Il y a une ligne à ne pas franchir. Avec certains patients. Il faut se préserver, c'est une impérieuse nécessité, pour ne pas dire une obligation. Se préserver, pas simplement pour soi, mais surtout pour les autres patients, car on ne peut pas être en deuil permanent. Le deuil paralyse, cela fait souffrir, cela fait pleurer. On ne peut pas soigner les gens dans les larmes. On se doit de continuer, et donc, en chemin, de trouver des limites.

Mais un médecin peut-il craquer?

Bien entendu. Cela a même pris un nom, le *burn out*, même si le médecin est, curieusement, censé être moins sensible que le reste du personnel soignant. Ici, je vois des médecins qui craquent régulièrement.

Le médecin doit-il laisser transparaître ses émotions, y compris devant le patient?

En principe, non; ce n'est pas son rôle, sinon, ce n'est plus un médecin. En même temps, qui n'a pas pleuré? Récemment, un médecin s'est mis à pleurer avec la famille. Que peut-on faire, si ce n'est tenter de prendre de la distance quand les sentiments vous submergent?

Ce sont des situations terribles. On l'oublie peut-être à l'extérieur, mais le sida, c'est une maladie qui peut toucher toute une famille. Parfois, ce sont des individus seuls, mais parfois c'est le mari, puis la femme, les enfants et le résultat... On voit les parents mourir, les enfants pleurer, etc. Et on a envie de pleurer avec tout le monde. Et, dans toute cette souffrance, dans ce qui apparaît comme un injustice flagrante, on est planté là, en train d'essayer de trouver un sens à toutes ces injustices, trouver des issues, des espoirs de sorties, un soulagement, quand même. Oui, parfois, l'envie de s'effondrer. Mais il ne faut pas. Il faut s'en aller, il faut sortir, il faut aller faire autre chose. On n'est pas là pour ça.

Est-ce agréable d'être un médecin connu? Car vous êtes au cœur d'un paradoxe, vous le médecin médiatique qui soignez une maladie on ne peut plus privée.

Je ne sais pas si on va me croire. Mais, moi, je n'ai pas l'impression d'être connu. Pour moi, cela ne représente rien. Quand, dans la rue, des gens me reconnaissent, je suis toujours surpris. Encore aujourd'hui. Tout le temps. « Ah! Vous êtes le professeur Rozenbaum! » Je me dis : « Mais qu'est-ce qu'ils me veulent, ceux-là? Comment ils savent, d'abord? » Car ce n'est pas mon métier que d'être connu. Quand je passe devant les médias pour parler de ce que j'ai à dire, j'ai l'impression de faire simplement mon travail. Et puis, cela ne m'a rien apporté, ni dans ma vie professionnelle ni même dans ma vie privée. Je n'ai tiré absolument aucun bénéfice de cette reconnaissance. Je ne suis pas comme un acteur devant son public. Ou alors, mon public, ce sont mes patients. Et ma gratification, elle est là, dans le contact quotidien et individuel avec les patients.

9

CLAUDE GOT

Claude Got est le contre-exemple. Le silence des médecins? Allons donc! Lui, il parle tout le temps. Une discussion avec lui tourne vite au monologue. Au point que son métier, à certains moments, consiste à multiplier les déclarations, les articles, les interventions radiophoniques, en d'autres termes à faire pression pour tenter de convaincre les pouvoirs politiques de se lancer, enfin, dans une véritable politique de santé publique; c'est-à-dire s'attaquer aux trois grands maux: accidents de la route, tabagisme, alcoolisme.

Ce médecin, professeur d'anatomopathologie à l'hôpital Ambroise-Paré de Boulogne, est épuisant, fatigant car, il le dit lui-même, il est convaincu d'avoir raison. Et, quand il a raison, il n'arrête pas d'essayer de vous convaincre. Quoi de pis! Or cet individualiste forcené s'est lancé dans un combat collectif; un combat généreux par bien des côtés. Il le note avec force: aujourd'hui, les plus grandes inégalités, en France, concernent la santé, non pas en termes d'accès aux soins, mais si un ouvrier, un employé, meurt quelques années plus tôt qu'un cadre supérieur, c'est essentiellement en raison du tabagisme et de l'alcoolisme. « Ce sont les pauvres qui trinquent. Les autres? Ils arrivent à gérer beaucoup mieux leur alcoolisme ou leur tabagisme en s'arrêtant à temps, par exemple. Mais voilà, ces catastrophes en miettes n'intéressent personne. Aucun grand intellectuel ne va daigner signer une pétition contre le tabagisme. »

Claude Got est un grand sage de la santé publique. Lui quini-ne-fume-ni-ne-boit-et-se-chauffe-à-l'énergie-solaire, pour une fois, parle de lui. Il parle de sa vie, de son père,

des autopsies qu'il semble avoir toujours faites. Il parle de lui, professeur, expert, politique, et médecin.

Vous écrivez beaucoup.
Oui, j'adore écrire. Curieusement, j'adore écrire avec les stylos, alors que maintenant j'utilise toujours mon traitement de texte.

Vous avez toujours aimé?
Non, mais j'ai toujours aimé lire.

Ça vous prend combien de temps?
Là, par exemple, j'ai commencé à faire ce texte à 14 heures ce jeudi. À 16 heures, je l'ai donné à ma femme à relire – elle relit tous mes textes, fait ses corrections, et des remarques critiques.

Que fait votre femme?
C'est une littéraire. Une fille de psychiatre comme moi. Nos pères se sont connus sur les bancs du concours de médecins des hôpitaux psychiatriques. Et moi, en plus, je suis né dans l'hôpital psychiatrique de Sarreguemines.

Et après vous avez vécu dans un hôpital psychiatrique?
Oui, toute mon enfance. Avec des malades travaillant à la maison. Pour moi enfant, vivre avec des fous, c'était l'environnement normal.

À l'époque, faute de médicaments, les établissements devaient être très agités?
Oui, c'était avant l'arrivée des tranquillisants. Le malade mental agité criait, s'agitait beaucoup.

Pendant la guerre, vous étiez dans l'hôpital?

Bien sûr, on n'en sortait pas. Mon père avait un handicap physique, ce qui est aussi une chose importante dans mon existence. Il était paraplégique avec une sclérose en plaques.

Pendant la guerre, il y a eu une véritable famine dans les hôpitaux psychiatriques.

Oui, avec le développement d'une tuberculose qui a tué les gens.

Vous sentiez cette famine?

À Évreux, il y avait un moulin, une ferme. L'hôpital faisait son pain. Il y avait une forme d'autonomie mais elle n'a pas empêché une mortalité considérable. Ce qui a tué les malades mentaux pendant la guerre, c'est une famine associée à la tuberculose.

Mais vous le sentiez à cette époque?

Bien entendu. Même étant gamin, on voyait bien ce qu'était la valeur d'un morceau de pain.

Vous pouviez déjà dire : il y a des malades qui meurent de faim.

Oui! nos parents nous en parlaient.

Quand vous voyiez votre père travailler, vous aviez l'impression que ça servait à quelque chose? Il ne faisait que du gardiennage.

Oh non! il travaillait! Je n'ai jamais eu le moindre doute sur les valeurs qu'il représentait. Pendant l'exode, alors que dans beaucoup d'endroits les psychiatres sont partis, lui, il est resté. Et mon père disait : « C'est mon boulot, je reste là. » Il est resté.

C'était un grand hôpital?

Il y avait mille malades, et une poignée d'infirmiers et de religieuses.

Vous n'avez jamais eu peur des malades mentaux?

Non, très vite un enfant sait ce qu'il peut faire et ce qu'il ne peut pas faire. Sa relation avec les malades mentaux ne pose pas de problèmes.

Nous en avons souvent parlé avec mon frère; nous avons juste, dans nos souvenirs communs, une histoire extraordinaire de crise. Un jour, au déjeuner, nos parents paraissaient ennuyés tous les deux. Au bout d'un certain temps, ils nous regardent. Je devais être, moi, en première et mon frère en seconde. Et mon père nous dit qu'il y avait un problème avec Jeanine.

Jeanine était une des deux dames qui travaillaient à l'époque chez nous. C'était une jeune femme, très jolie, une rousse qui avait tué deux nourrissons en mettant du poison dans les biberons. Elle avait été déclarée irresponsable et internée. Après plusieurs années, mon père lui avait demandé de travailler à la maison comme bonne à tout faire. Et alors nos parents nous annoncent : « Jeanine est enceinte. Éventuellement, l'un de vous ne serait-il pas dans le coup? » Je me souviens encore d'avoir scruté mon frère, et réciproquement, pour voir, dans un premier temps, si l'autre pouvait être en cause. Et, dans l'instant suivant, ulcérés, on a réagi en disant : « Ça va pas? Vous vous rendez compte de ce que vous êtes en train de nous demander? »

Pourquoi n'avez-vous pas fait de la psychiatrie?

Je ne sais pas. Mon père m'associait surtout à des activités techniques, parce que je disais que je ferais bien médecine. Peut-être que, si je suis devenu ce que je suis, c'est que, très tôt, j'ai fait des autopsies avec lui. Ou plutôt je faisais ses autopsies, parce qu'il était incapable physiquement de les faire. À dix-sept ans. Et cela n'est probablement pas neutre, qu'un gamin de dix-sept ans fasse des autopsies.

Comment faisiez-vous ça?

Il avait le souci de connaître les causes inexpliquées des décès. Il y avait une morgue hospitalière qui avait été aménagée avec une salle d'autopsie, une table d'autopsie. Et je me rappelle très bien les premières autopsies que j'ai pu faire. Je devais être en terminale.

À dix-sept ans, vous vous retrouviez à faire des autopsies avec votre père! C'est peu banal...

C'est peu banal, c'est vrai.

C'était naturel?

Je ne sais pas. De la même façon, je ne sais pas si c'était naturel qu'un jour, nous devions avoir six ou sept ans, ma mère nous ait emmenés à la ferme de l'établissement; elle avait un abattoir. Et elle a dit à mon père : « S'ils doivent se familiariser avec le sang, autant les emmener voir ce que c'est qu'un abattoir. » Et, dans mon souvenir, nous avons été très impressionnés.

Ces premières autopsies vous ont-elles surpris?

Pas vraiment. J'étais un gamin de la campagne. Dans toutes ces activités, il y a des inhibitions qui peuvent exister par manque de familiarité avec le sang, les odeurs. Moi, j'étais dans un milieu qui m'en a débarrassé très vite.

Mais comment vous regardiez, adolescent, la mort? Il fallait que la mort serve à quelque chose?

Je ne suis pas sûr d'avoir eu ce type de raisonnement, il est venu après.

À quoi bon savoir de quoi les gens sont morts?

La curiosité, mais surtout, c'est un signe qui indique qu'il y a une volonté de progrès, qu'on voulait comprendre. Pour moi, l'autopsie a toujours eu ce sens-là. Quelqu'un n'a pas pu sauvegarder la vie d'un individu et il se dit, après sa mort : « Que s'est-il passé? »

Vous cherchiez à comprendre ce que pouvait être la maladie mentale?

Pas du tout! La question ne se posait même pas; quand un sujet est familier, on ne se pose pas la question.

Après, n'avez-vous pas hésité sur le choix de la discipline?

Ah si! mais beaucoup plus tard! J'aurais voulu être vétérinaire. Mais les concours étaient très durs. Et comme mes études s'étaient plutôt dégradées...

Puis j'ai commencé ma médecine à Rouen, et j'ai continué à faire des autopsies dans les services où j'étais. Ensuite, j'ai fait de la pneumologie et de la réanimation respiratoire. Quand j'étais chef de clinique, je me suis dirigé vers la recherche en anatomie pathologique de la réanimation respiratoire et je prenais toujours beaucoup de gardes de réanimation.

C'est là où j'ai eu une forme de rejet de l'activisme médical à court terme; nous étions à une époque où la réanimation avait du mal à trouver ses limites, et évoluait très vite.

C'étaient les années aussi où la réanimation faisait des progrès spectaculaires?

Oui, et des conneries spectaculaires. On réanimait, sans se poser de questions. Ce n'est qu'après que l'on voyait les résultats. On essayait de fixer des limites, mais elles demeuraient encore floues.

Aviez-vous des repères?

Très peu. Le repère, c'était : « On fait tout ce qui est possible, et on voit ce qui se passe. » C'était du débroussaillage, la discipline était en voie de développement.

Au moins, avec l'autopsie, vous aviez une réponse claire et nette?

Oui, ceux qui font des autopsies sont ceux qui ont envie de savoir s'ils se sont trompés. Il y a quelque temps, dans un hôpital de la région qui ne pratique pas d'autopsie, une anesthésiste m'appelle. « Je suis embêtée, j'ai un malade qui est mort. Je ne sais pas de quoi, peut-on faire une autopsie? »

C'était un samedi matin. Je pouvais quitter mon service sans difficulté, mais le problème était l'absence d'enthousiasme du chirurgien. L'anesthésiste aurait mal dormi si on ne faisait pas l'autopsie, quel que soit son résultat, mais le chirurgien n'avait pas le même activisme, préférant ne pas savoir.

Finalement, je me rends dans cet hôpital. Autopsie sur un chariot. Pas de change, juste du coton, qui n'absorbait rien parce que c'était du coton cardé, et un bistouri. Il y avait trois litres de sang dans le péritoine – rupture d'une suture artérielle, ce qui peut arriver au meilleur chirurgien et provoquer une hémorragie mortelle.

Vous êtes-vous déjà posé la question sur le droit que vous aviez de faire une autopsie?

Il y a une législation que je respecte, mais, pour moi, un cadavre n'est pas différent d'un morceau de bois. Ce qui est important, c'est la vie des gens. À partir du moment où quelqu'un est mort, son corps a perdu sa valeur. L'important est de ne pas heurter sentimentalement les proches qui seraient amenés à le voir; donc il faut que les restaurations de cadavres se fassent correctement. Quant aux problèmes religieux, non, ils ne sont jamais intervenus sérieusement dans mes prises de position. Il n'y a d'ailleurs pas d'opposition à l'autopsie dans les religions catholique ou musulmane.

Vous fumiez à cette époque-là?

Non, je n'ai jamais fumé. J'ai dû fumer trois cigarettes. Je me souviens d'une photo que ma mère m'a montrée il y a quelques années où je suis photographié avec mon frère en culottes courtes m'allumant une cigarette. Je devais avoir huit ou neuf ans.

Votre mère a toujours fumé?

Elle était infirmière, a dirigé ensuite, à la mort de mon père, l'école d'infirmières de l'hôpital Saint-Antoine. Elle a cessé de fumer lors de sa retraite, quand elle commençait à tousser.

Et après?

Après la réanimation, c'est la période charnière, en juillet 1965. Des possibilités d'être nommé en coopération technique venaient d'apparaître. C'était une période où il y avait une volonté de la France de développer la coopération technique médicale. Et quatre postes en anatomopathologie étaient offerts, l'un en Algérie. Je me vois revenir à la maison en disant à ma femme : « Et si on partait en coopération technique? » Et ma femme répondant : « Si tu veux. »

Et vous faisiez de l'anatomopathologie et des autopsies?

Oui. Il y avait deux centres d'anatomopathologie en Algérie. Contrairement à ce qu'on pouvait croire, cela s'est très bien passé. Nous avions questionné les grands responsables religieux; ils nous ont clairement dit que le Coran interdisait de profaner le cadavre de l'ennemi; mais ouvrir un cadavre pour connaître les causes de la mort et éventuellement améliorer la formation des étudiants ne posait pas de problème.

En quinze ans d'autopsie, une fois seulement, j'ai été confronté à un comportement agressif de la part du fils d'une femme que j'avais autopsiée – une vieille femme âgée, ayant eu un traumatisme avec un hématome. Je suis sûr qu'elle avait des brûlures de cigarette sur les mains et que son fils était contrarié qu'on découvre qu'elle avait eu, en fait, une mort traumatique car tout le contexte faisait penser que c'est lui qui l'avait poussée dans les escaliers. C'était une vieille femme martyre, torturée par un fils alcoolique.

Cela arrive souvent des situations comme ça?
Parfois, l'autopsie fait découvrir des choses extraordinaires. C'est un peu le contrôle de qualité à l'hôpital : on voit comment vous avez été soigné.

C'est long à faire, une autopsie?
Une autopsie, avec son interprétation, représente trois ou quatre heures de travail. Une heure et demie ou deux heures pour l'autopsie, et puis avec la lecture des préparations microscopiques, le compte rendu, trois ou quatre heures.

Et le regard des autres? Détrousseur de cadavres que vous étiez...
Je ne suis pas sensible à ce que pensent les autres. Ma femme, souvent, m'en fait le reproche. Elle pense que j'ai une confiance excessive dans mes références, dans mes valeurs.

À partir de quand vous êtes-vous mis à vous occuper des accidents de la route?
Après quatre années à Oran, je suis revenu à Garches comme professeur d'anatomopathologie. Et là, un jour, Claude Tarrière – le médecin qui avait créé le laboratoire de biomécanique de Renault – est venu nous trouver. Il voulait améliorer l'efficacité des ceintures de sécurité. Voir quelles blessures pouvaient être provoquées par les ceintures. Lors des morts accidentelles, les autopsies sont peu faites en France, et c'est pour pallier cette carence que j'ai commencé à pratiquer des autopsies d'accidents.

Où les autopsiez-vous?

À Garches, dans le cadre de l'autopsie médico-scientifique – les parquets demandaient rarement les autopsies d'accidentés. La cause de la mort leur paraissait évidente, c'était l'accident, et ils ne cherchaient pas à connaître le mécanisme.

Le permis d'inhumer était délivré et, à ce moment-là, je pouvais faire l'autopsie médico-scientifique. On entrait enfin dans les détails. On découvrait des fractures, très particulières, de la base du crâne, des ruptures de l'aorte, des lésions du tronc cérébral...

Vous ne faisiez que ça?

Je faisais ça en plus des autopsies de la réanimation médicale de Garches, et les examens des biopsies et des pièces opératoires comme dans tous les labos d'anatomie pathologique.

Cela faisait-il beaucoup d'autopsies?

Environ deux cents. Mais c'est surtout dans les trois ou quatre premières années que nous avons compris quelles étaient les lésions les plus fréquentes, et comment elles se produisaient.

Puis nous avons buté sur les limites de l'autopsie des victimes d'accidents réels. Elle permet de connaître les lésions, mais elle ne donne pas d'indications chiffrées sur les efforts ou les décélérations qui les produisent. Pour faire des mesures, nous avons utilisé des cadavres dans le cadre du don du corps à la science. Nous pouvions les placer dans des voitures, les équiper d'accéléromètres, etc.

Tarrière avait vite été persuadé, comme moi, de la nécessité de ces expérimentations. Il lui a fallu convaincre les responsables de Renault qui craignaient l'exploitation scandaleuse de ce type d'expérimentation, malgré son caractère parfaitement légal. Finalement, nous avons pu utiliser le centre d'essai de Lardy, mais seulement le soir, une fois que le personnel était parti. C'était une expédition, il fallait préparer les corps à la faculté, placer les accéléromètres; des cathéters dans les artères pour perfuser un mélange de formol et d'encre de Chine qui restaurait la pression dans les vaisseaux. Une trachéotomie permettait de regonfler les poumons et de placer le diaphragme en bonne position.

Tout cela se terminait vers minuit, et nous repassions parfois par Garches, pour radiographier le corps en le passant par la fenêtre du service de radiologie, par discrétion. Puis le corps retournait au laboratoire d'anatomie de la faculté, où je faisais l'autopsie le lendemain.

Vous étiez seul pour faire ça?

Nous étions trois pour préparer le corps : un garçon de laboratoire d'anatomie, une technicienne de Renault et moi. Et puis, il y avait toutes les équipes de mesure de chez Renault, au moment de l'expérimentation.

C'était vous qui portiez les corps?

Bien sûr! On faisait tout, y compris la manutention. C'était une période héroïque, excitante, le genre de situation qui laisse des bons souvenirs – on avait l'impression de faire avancer les choses. Et cette équipe est devenue la première équipe au monde dans l'usage des cadavres en expérimentation accidentologique.

Ça vous a servi?

Beaucoup. Quand un cadavre en position du conducteur tape sur une colonne de direction, et se fait une fracture circulaire de la base du crâne – ce qui est fréquent –, si vous disposez de toutes les mesures accélérométriques, vous êtes capable de fixer le seuil de protection avec un volant ou une colonne de direction aux tolérances humaines et aux conditions de choc les plus fréquentes.

Et, au même moment, arrive l'obligation de la ceinture.
Oui, en 1972.

Tout ça est lié?
Oui, les études d'accidents réels et nos essais expérimentaux associés aux connaissances déjà acquises dans d'autres pays, en particulier aux États-Unis et en Australie, nous avaient convaincus de l'efficacité des ceintures. C'est à ce moment-là que fut créé le comité interministériel de sécurité routière, pour coordonner les actions du gouvernement. Christian Gérondeau dirigeait ce comité.

Très vite nous sommes entrés en relation. Et puis il a voyagé beaucoup. Il s'est rendu en Australie où le port de la ceinture était devenu obligatoire – et il a vu des résultats spectaculaires. C'est alors qu'ont été prises les décisions historiques de 1972. La plus efficace des actions de santé publique contemporaine. Les experts avaient fourni l'argumentation technique et affirmaient que le port de la ceinture de sécurité divisait le nombre de morts dans les véhicules par un nombre compris entre deux et trois. L'administratif, Christian Gérondeau, avait instruit la décision, et le politique, Pierre Messmer, avait décidé le port obligatoire de la ceinture.

Dans le cas de la sécurité routière, c'est un engagement intellectuel? Vous n'étiez pas confronté aux malheurs de la route, vous étiez confronté aux morts de la route.
Le malheur était évident pour moi. Parce que, à Garches, mon bureau était dans la morgue de l'hôpital. C'est-à-dire qu'en allant travailler je commençais par croiser des handicapés dans leur siège roulant de paraplégiques puis, à la morgue, je croisais les familles venant enterrer leurs proches. Cela m'a toujours frappé. En sécurité routière, on est confronté à une situation qui est profondément anormale; ce sont les parents qui enterrent les enfants. C'est une forme de

sacrifice humain qui atteint préférentiellement les jeunes adultes.

Vous étiez donc aux toutes premières loges...

Dès le début, j'ai été persuadé que la sécurité routière était un impératif de société beaucoup plus important que des tas d'autres problèmes. Surtout, c'était quelque chose sur lequel nous pouvions agir, économiser des milliers de morts. Nous en étions sûrs, ce n'étaient pas des hypothèses. La biomécanique est une discipline sans ambiguïté. Ce n'est pas de l'homéopathie. On est dans des certitudes en béton.

Dans votre itinéraire, vous êtes dans une situation où, intellectuellement, vous avez des réponses très claires...

Oui, très loin des domaines de la médecine où des enculages de mouches produisent des effets marginaux. En accidentologie comme en biomécanique, les problèmes importants sont relativement simples.

Et après avoir compris...

On peut proposer des décisions.

Est-ce pour cela que vous passez de l'autre côté en devenant un militant? Ou disons un personnage public et médiatique?

Oui, convaincre. Mon premier article dans *Le Monde*, je crois que c'était en 1972. C'était un plan de sécurité routière et j'affirmais qu'il était facile de réduire le nombre de tués sur les routes.

Donc, pour vous, il était clair que vous aviez une responsabilité dans la mise en œuvre de la politique.

Oui, mon travail ne s'arrêtait pas à l'ordonnance.

Et vous ne vous êtes pas dit : « J'ai fait mon travail de médecin. Aux autres de prendre le relais »?

Non, et je me demande même si je me suis posé la question. Quand je reprends les écrits de l'époque, je disais : « On sait telle chose, si on fait ça on aura tel résultat. » Et j'essayais de promouvoir la prise de décisions. Et puis, des gens comme Gérondeau étaient demandeurs. Ils venaient nous visiter au laboratoire, voir où on en était, ce qu'on faisait. On n'avait pas besoin d'exprimer en permanence notre activisme, on venait aussi nous chercher.

Ça paraissait évident?
Ça paraissait évident d'avoir une collaboration avec les décideurs. Puisqu'il s'agissait de choses qui se passaient sur la route – donc en dehors de l'hôpital –, on ne pouvait pas se contenter de soigner les gens et d'autopsier des morts. La seule chose à mettre en place, c'était une prévention. Il fallait le faire. C'était pour moi une logique évidente.

N'avez-vous pas débordé de votre domaine en abordant, par exemple, le problème de l'alcoolisme sur la route?
L'épidémiologie étudie tous les facteurs de risque et nous avions constaté, avec un chercheur de Renault, que la proportion d'accidents sous l'influence de l'alcool était beaucoup plus élevée dans nos statistiques que dans celles de la gendarmerie : trente-huit pour cent au lieu de huit pour cent. Si nos valeurs étaient les plus proches de la réalité, cela signifiait que le rôle de l'alcool dans les accidents était dangereusement sous-évalué.

Que faites-vous alors?
Nous avons publié nos résultats, Gérondeau a organisé une conférence de presse, et un conflit s'est développé avec les producteurs d'alcool. Nos résultats ont été contestés, il a été nécessaire de mettre sur pied une étude concernant l'ensemble des accidents mortels, une année, dans la France entière, en collaboration avec la gendarmerie, pour

comprendre nos divergences. Les valeurs obtenues à l'échelon national ont été confirmées : trente-huit pour cent des accidents mortels, dûs à un conducteur alcoolique.

Mais un élément reste troublant – surtout pour le corps médical qui n'aime pas parler de ce qu'il fait –, vous passez toujours de l'autre côté, celui des politiques.

Oui, je vulgarise et je propose car, dans le domaine de la prévention, un savoir qui demeure purement médical est inutile.

Il y a mille autres exemples où on pourrait le faire. Et cela ne se fait pas. Alors à quoi cela tient? À vous?

Cela tient à ce que les médecins ont une vision, à mon avis, étriquée de leur action et qu'ils estiment que ce travail revient à l'administratif, ou aux politiques. Or, pour moi un expert qui ne passe pas de l'autre côté de la barrière est un expert qui ne sert à rien.

Mais vous n'êtes pas un expert, vous êtes un médecin.

Pourquoi cette distinction? Je suis un médecin-expert.

Moi, je me sens parfaitement expert et à l'aise dans ma peau d'expert, mais j'ai toujours pensé qu'il fallait faire partager ses convictions et faire des propositions en séparant les connaissances des solutions proposées.

Là, vous vous sentez plus expert que médecin, dans cette démarche?

Un médecin qui fait son travail dans un domaine où c'est l'action collective qui est efficace est nécessairement impliqué dans l'expertise.

Par exemple, si j'étudie les casques de motocycliste en faisant des autopsies, de l'expérimentaion; si je m'aperçois que, dans le casque, la norme retenue est absurde parce qu'elle mesure un effort vertical, alors que les accidents réels mettent en jeu des efforts horizontaux, voilà, je sais qu'il faudra changer la norme des casques, faire descendre la protection latéralement sur le rocher et mettre du matériau amortissant pour avoir une meilleure protection. Si je ne le dis pas, à quoi peut servir ce que j'ai appris? Quel est mon rôle de médecin?

Oui, mais normalement, un médecin est face à un patient, non à une collectivité.

Je vous assure qu'il n'y a aucune différence. L'opposition que vous cherchez à faire est très française : elle privilégie la relation d'individu à individu. Rendre service à l'individu en passant par l'action collective serait d'une autre nature. Je suis convaincu que c'est la même finalité.

En tout cas, la relation individuelle, c'est ce qui caractérise la médecine. C'est une relation particulière entre le malade et son médecin. Et vous, vous passez à un stade de relation beaucoup plus collectif.

Chaque fois que j'ai utilisé un cadavre en expérimentation, j'ai eu l'impression que j'avais une relation individuelle avec cette personne qui avait fait don de son corps à la science. Je sens bien que j'utilise le corps de quelqu'un qui a eu, à un moment donné, la volonté de rendre service à d'autres et qu'au moment où elle faisait ce choix elle pouvait penser à son enfant. Quand la voiture d'une de mes filles s'est renversée elle était ceinturée, et elle est sortie indemne; en participant à la décision qui a rendu le port obligatoire, je lui ai rendu service.

Cette relation thérapeutique que le médecin entretient normalement avec son patient, vous, vous l'auriez avec l'extérieur?

Oui, dans une action communautaire, au lieu de traiter un individu, on cherche à traiter une société. On se dit : Si je veux avoir un succès avec cette société, il faut que j'utilise tel remède; et aller voir un ministre de la Santé, ou bien aller voir un administratif et discuter avec lui d'un texte réglementaire, c'est de la thérapeutique au niveau collectif, social, pour obtenir que des décideurs administratifs, politiques prescrivent le bon « médicament », utilisable par la population tel un antibiotique utilisable par un patient.

Vous trouvez que la lutte contre le tabac est de même nature que la lutte contre les accidents de voiture?

Oui, c'est du malheur humain concentré et massif. Les grandes catastrophes sanitaires sont provoquées par la route, le tabac et l'alcool. Les soixante-cinq mille morts prématurés du tabac, et ce ne sont pas seulement des statistiques, c'est du malheur humain. Quand on pense qu'il est provoqué par des marchands de cigarettes qui ont réussi à convaincre des mômes qu'il fallait fumer alors que, pendant des millénaires, les gens n'ont pas fumé... Vous savez, l'insuffisance respiratoire, c'est la pire des morts, un étouffement progressif. Et la mort par le cancer bronchite n'est pas drôle non plus.

Donc, je suis convaincu que le meilleur service que l'on puisse rendre aux gens est de leur permettre de ne pas se mettre au tabac. C'est une privation de liberté que devenir dépendant.

Vos enfants fument-ils?

Nous avons trois filles, deux n'ont jamais fumé. La troisième, professeur d'anglais, fumait en dehors de ses grossesses; mais elle a décidé qu'elle ne reprendrait pas son tabagisme après sa troisième grossesse en cours.

Trouvez-vous que, dans votre engagement de médecin en santé publique, vous avez une obligation d'exemplarité?

Au moment du vote de la loi de 1976, interdisant certaines publicités pour le tabac, Simone Veil disait que c'était sa liberté de fumer chez elle si elle le désirait, mais qu'elle ne devait pas fumer en public. Elle était consciente de son rôle dans l'éducation pour la santé.

Mais vous n'êtes pas ministre de la Santé, vous êtes médecin.

J'ai l'impression que vous attachez à ce terme de « médecin » une espèce d'étiquette qui fait que ce n'est plus un citoyen comme les autres. Je ne me pense jamais en tant que médecin, jamais. Vous avez autant de droits, de pouvoir, de possibilités que moi de parler de la santé, de la mort, de la vie. Un médecin n'est pas forcément un modèle dans les activités de santé publique. Si je pense que l'on pourrait diviser par dix le risque routier, je suis prêt à participer aux décisions qui obtiendraient ce résultat sans imaginer un seul instant qu'il s'agit d'une action de médecin.

Vous aimeriez?

Et comment!

Vous vous êtes trompé, parfois?

[Rire.] J'ai plus l'impression de m'être trompé en n'ayant pas fait des choses que j'aurais pu faire qu'en en faisant trop.

Vous ne mettez jamais la blouse?

Je n'en ai pas aujourd'hui, parce que, dans ce bureau, il fait une grande chaleur; on est au dernier étage, plein sud, là, je suis sûr qu'il va faire 28° dans mon réduit chauffé par mes ordinateurs.

Médecin, pour vous, ça ne veut rien dire. Mais, quand vous décrochez le téléphone, vous dites : « Docteur Got. »

Moi? J'ai dit ça? J'ai dit « docteur »? Tiens, c'est curieux. On m'aurait demandé comment je me présente au téléphone, je ne l'aurais pas su. C'est vrai, de temps en temps, je dis

« docteur » par réaction contre ceux qui disent « professeur » qui est un terme moins précis.

Donc être médecin ne veut rien dire pour vous?

N'exagérons pas. Le terme a un sens précis dans le dictionnaire. Ce sont des gens qui sont impliqués dans des relations de soins et de prévention de la maladie, mais beaucoup de gens, dans le système de santé, sont impliqués dans cette action-là, qui ne sont pas des médecins. Il ne faut pas amplifier les clivages.

Vous ne vous sentez pas plus, ou moins, responsable parce que vous êtes médecin?

Non, je pense que quelqu'un qui décide dans un ministère a autant de responsabilité dans le domaine de la santé que moi, ou même beaucoup plus. Je pense qu'un homme comme Gérondeau, qui est un polytechnicien, a eu, en santé publique, une des actions les plus considérables du siècle, et il a fait son devoir d'individu responsable, citoyen qui, à un moment donné dans un poste de responsabilité, a fait prendre à son ministre et à son Premier ministre les bonnes décisions de santé publique, de solidarité et de respect de la vie des gens. Il a eu la même attitude que moi en l'aidant à fonder sa décision.

Le code de déontologie, ce n'est pas quelque chose qui vous distingue?

Non, ce qui me distingue, ce sont mes références personnelles, les codes s'appliquent à tous.

Certes, mais le code de déontologie n'est pas fait pour vous, il est fait pour le patient.

Oui, mais il indique au patient qui n'est pas familiarisé avec ces questions quel est le comportement normal des médecins.

Il est fait pour donner des droits au patient.

S'il donne des droits au patient, il donne des devoirs au médecin, c'est la même chose, non? Les codes sont la base de l'organisation sociale.

Vous ne vous sentez pas plus professeur que docteur?

Je me sens peut-être plus chercheur que professeur et docteur. Et si j'avais à reprendre des dénominations et des références, je dirais que je suis quelqu'un qui aime la recherche et qu'elle est une des sources d'excitation dont tout être humain a besoin. Si je participe à une étude sur l'efficacité des sièges d'enfants et qu'elle confirme l'efficacité qu'on leur prêtait, j'ai un plaisir d'une grande intensité, en voyant chiffres et statistiques apparaître sur un écran d'ordinateur. J'ai fait suffisamment d'autopsies d'enfants tués dans des accidents pour savoir ce qu'est un enfant mort. Le plaisir de contribuer à maintenir en vie naît de cette connaissance concrète de la mort.

10

YVETTE SULTAN

Le scandale du sang contaminé est un des événements majeurs de la médecine d'après-guerre. D'un coup, tout a basculé, tout s'est mélangé : le miroir de la médecine et les morceaux cassés du médecin. On a vu celui-ci perdre la tête au point de devenir un industriel quelconque empêtré dans de sordides histoires de stocks à écouler. On a vu des gens sans blouse, sans conscience, faire des affaires comme d'autres font des placements.

Le scandale du sang a ses accusés. Avec Yvette Sultan, ce scandale change de registre. Il devient un drame, c'est-à-dire une histoire humaine. Car elle fut un des rares médecins prescripteurs – c'est-à-dire un de ces médecins qui soignent les hémophiles – à se révolter, à dire, à tempêter, à simplement proclamer le bon sens, à savoir qu'entre deux produits le médecin se doit de choisir le moins dangereux. « Ne pas nuire » : n'est-ce pas une des règles d'or de la déontologie médicale? « Ne pas nuire »... Yvette Sultan n'a aucun message. Elle soigne, c'est tout; c'est du moins tout ce qu'elle voulait.

Son histoire est, comme le veut le vocabulaire d'aujourd'hui, emblématique. Elle a gravi tous les échelons de la voie royale de la médecine hospitalière. Femme dans un univers de grands patrons, interne, chef de clinique, assistante, maître de conférences, directeur du Centre de l'hémophilie à l'hôpital Cochin, professeur au centre hospitalo-universitaire de Poitiers.

Yvette Sultan a l'âge d'être grand-mère. Alors elle raconte. Elle raconte tout : son parcours, ses malades, ses hémophiles qui n'intéressaient personne. Elle raconte les traitements, puis l'épouvantable retour de boomerang qui a fait que le traitement prescrit n'a pas soigné; pis, il a donné la mort. Elle raconte comment elle s'est battue, comme elle s'est énervée; elle raconte le blocage sans faille qu'a constitué la technostructure mandarinale. Elle raconte son impuissance qui résonne comme une défaite.

Yvette Sultan, quand elle parle – et elle parle rarement –, on l'écoute. C'est elle qui a traité de « salaud » l'avocat d'un des accusés en juin 1993, lors du procès en appel des responsables de la transfusion sanguine. Cela ne se fait pas. D'autant qu'Yvette Sultan n'aime pas se mettre en avant, ni crier haut et fort. Elle a une voix douce, et un chat sur les genoux.

Cela fait-il longtemps que vous êtes à l'hôpital Cochin?

Quinze ans à Cochin et douze ans à Saint-Louis.

Comment trouvez-vous Cochin?

Je ne sais pas, je suis tellement habituée à vivre dans les hôpitaux.

Vous aviez quitté l'hôpital Saint-Louis parce que vous étiez nommée à Cochin?

J'en avais assez de Saint-Louis. C'est une grosse maison où il y avait beaucoup de monde, où l'on se battait beaucoup.

Et le choix de l'hématologie, vous l'avez fait très tôt, dès l'internat?

Depuis toujours, depuis que j'étais externe. J'avais fait pas mal d'hématologie à l'Hôtel-Dieu et j'ai eu un stage chez le professeur Jean Bernard, et c'était très clair. Je me suis dit : « C'est là que je veux faire ma vie professionnelle. »

Pourquoi?

J'aimais la discipline, et j'aimais le service de Jean Bernard, cette façon de travailler, très stricte. C'était très dur mais vraiment passionnant. Il y avait, alors, une quantité de grands patrons : Jean Dausset, Maxime Seligmann, un vrai feu d'artifice.

Des grands patrons, ou des personnalités exceptionnelles?

J'avais été interne chez Seligmann. Un type impossible, mais un puits de connaissance, proche des malades, connaissant tout, sachant tout faire. C'était le meilleur pour faire les ponctions lombaires; il vous apprenait méthodiquement. Et il avait une vraie passion. Même si c'était très dur car, à l'époque, dans le service, c'étaient des leucémies surtout. Des leucémies d'enfants. Quand on est jeune interne, c'est dur. Quant à Jean Bernard, il est très rigoureux. Il était dans son service tous les matins à 7 heures. Il recevait les familles, ensuite il venait faire la visite tous les jours et nous apprenait beaucoup de choses. Il est d'une courtoisie extraordinaire.

Des hommes parfaits?

Non... J'avais été externe et interne dans d'autres grands services, en particulier chez Hamburger, un service fascinant aussi. Mais, lui, non, je ne l'aimais pas. Je ne me plaisais pas du tout chez Hamburger. Il était humiliant, avait un très mauvais contact avec les internes et ses chefs de clinique, sauf avec quelques génies qui sont passés chez lui. Il humiliait ses internes à longueur de visite.

Reste que, jeune interne, cela devait être très éprouvant.

Oui, les enfants mouraient très vite, en six mois, un an. Il n'y avait pas toutes les chimiothérapies d'aujourd'hui, mais, en même temps, on tenait. Peut-être parce qu'il y avait une dynamique très forte : tout le monde faisait de la recherche, des activités en plus; il y avait des présentations de dossier, chaque semaine, avec des discussions stimulantes.

Et cela suffisait?

C'est quand même le rôle du médecin d'assister les gens qui sont malades. Mais pour être sincère, c'est un peu pour ça que je me suis orientée vers les maladies bénignes. Enfin... Si l'on peut dire que l'hémophilie est une maladie bénigne. Quoi, pas mortelle. En tout cas, dans l'hémophilie, le médecin peut faire beaucoup. Il peut soigner, il peut lutter. Ce n'est pas une maladie forcément vouée à la mort. C'était aussi le tout début du traitement.

Et vous vouliez rester dans le service de Jean Bernard?

J'étais en troisième année d'internat quand je suis arrivée chez Jean Bernard. J'avais déjà un bagage. Après, comme c'est la règle, je lui ai demandé un poste de chef de clinique, il me l'a donné, mais m'a avertie : « Si vous avez l'intention de faire de l'hématologie, il ne faut pas compter sur moi pour votre carrière, parce que je suis trop âgé, il faut que vous vous accrochiez à un des assistants qui ont vingt ans de moins. » Je suis allée voir Maxime Seligmann. Il m'a dit : « Écoutez, d'abord vous êtes une femme, il n'y a que des femmes dans mon laboratoire; ensuite, vous êtes interne et je déteste les internes dans les laboratoires, parce qu'ils ne savent pas tenir une pipette. » À ce moment-là, Jacques Caen, qui s'occupait de l'hémostase et des maladies hémorragiques avec Mme Larrieu, m'a proposé de travailler au laboratoire. J'ai essayé, cela m'a beaucoup intéressée. En plus, on m'a envoyée en stage pendant un an au Centre national de transfusion sanguine.

Qu'est-ce qui vous plaisait?

J'ai découvert que j'aimais le labo. Il s'est avéré que j'aime les tubes, les pipettes, les bains-marie, les colonnes de chromatographie, j'aime tout ça.

À cette époque, donc, les thérapeutiques débutaient tout juste. Que pouviez-vous faire?

Le diagnostic. Et on commençait à avoir des traitements. Et puis il y avait tout le reste de l'hématologie, les autres troubles de la coagulation, les gens qui saignaient, les maladies bénignes, les erreurs de diagnostic à rectifier. C'étaient beaucoup d'urgences, évidemment.

Le diagnostic était-il difficile à établir?

Tout dépend. Si c'est un hémophile, alors on a toutes les chances de le connaître. Parce que ce n'est pas une population indéfinie, et on sait très vite qui sont les hémophiles au bout de quelque temps dans un hôpital; en plus, ils ont un aspect particulier que l'on apprend à reconnaître, même quand ils ne font pas partie de nos malades habituels.

À côté, il y a d'autres maladies acquises de la coagulation. Des gens qui saignent en cours d'opération, qui saignent en postopératoire, des accouchées. Donc là, il faut aller très vite, mais la plupart du temps vous avez besoin aussi de faire des tests de laboratoire pour savoir pourquoi on saigne.

Arrêter, donc, en urgence, les hémorragies.

Quelquefois on n'y arrivait pas. J'ai vu des hémorragies cataclysmiques au cours d'accouchements, où on ne pouvait rien faire. On était dépassé, les possibilités du traitement aussi, le malade était là, mais on avait pris trop de retard. Il y a quand même des situations mortelles dans les troubles de la coagulation.

Et avec les hémophiles, y avait-il aussi ce risque de ne pas arriver à juguler l'hémorragie?

Oui, il y a certaines complications dans l'hémophilie, surtout à cette époque-là, où l'on ne pouvait rien faire. En particulier, je pense aux hémophiles qui avaient acquis des anticorps contre les facteurs VIII ou IX de leur maladie (ces fameux facteurs qui permettent la coagulation), et qui inhibent ceux qu'on leur transfuse.

J'ai assisté au décès de quelques-uns de ces sujets-là en étant dans une situation de totale inefficacité. Bien sûr, on remplit avec des globules rouges, bien sûr on ne les laisse pas saigner; mais il y a un moment où les gens s'épuisent, on ne peut pas continuellement perdre deux litres de sang par jour et rester en bonne forme. Finalement, ils meurent d'une complication ou d'une autre.

Faisait-on des transfusions?

Maintenant toujours, mais, aujourd'hui, on fait des transfusions plus efficaces et dans des conditions plus particulières. En fait, il faut savoir qu'il n'y a jamais eu d'autre traitement de l'hémophilie que de remplacer ce facteur de coagulation qui est absent. Avant, on le remplaçait par du sang total, on faisait des transfusions de bras à bras, et puis après on s'est contenté de transfuser du plasma, puis par des solutions de plus en plus concentrées; et enfin, il y a eu l'ère des concentrés, qui peuvent apporter, d'un coup, beaucoup de ce facteur de coagulation, sous un faible volume.

Et dans ces années-là, vous ne faisiez que cela?

Non, je ne faisais pas que cela, mais j'étais de garde pendant des jours, des nuits, pendant des années entières. On avait mon téléphone. L'infirmière ou la surveillante ou l'interne de garde avaient l'habitude : « Si un hémophile arrive, appelez Mme Sultan », c'était le réflexe.

Et si vous n'étiez pas là?

Quand je n'étais pas là, c'était un problème. Mais il y avait des gens qui savaient autour de moi, au moins pour les premiers soins. Quelquefois, je faisais appel à un collègue d'un autre hôpital qui faisait un peu la même chose que moi à l'hôpital Necker ou ailleurs.

Être médecin, c'est être indispensable.

Mais dans tous les métiers, n'est-ce pas la même chose?

L'expérience, c'est l'expérience. Quand vous vieillissez, il n'y a pas que des désavantages. L'avantage – surtout dans un métier comme celui-là –, c'est de pouvoir se souvenir de choses que personne n'a encore vues.

Et de cela, vous en avez besoin. Parce que, quand vous arrivez à 2 heures du matin avec un malade qui saigne de tous les côtés, il faut prendre des décisions rapides, en particulier quand vous avez des malades avec des complications. Il faut quelquefois inventer une chose; quand vous êtes devant une situation où la vie est en train de filer très vite, il ne faut pas perdre un instant.

Et toujours dans l'urgence?

Eh oui! On était un peu le SAMU. On réparait les dégâts; des gens qui opèrent des hémophiles sans savoir qu'ils sont hémophiles; et on nous les adressait en urgence parce qu'ils faisaient des complications hémorragiques faramineuses. Ou plus bête, des fractures qui ont été réduites sans qu'on fasse de traitement de l'hémophilie, et cela se terminait par des drames.

Il faut donc rapidement évaluer. Il faut connaître au maximum tous les petits moyens qui peuvent être à votre disposition, être au courant de tout ce qui se fait en France et dans le monde, pour bénéficier des développements les plus modernes des traitements.

Très vite, pour vous, il était indispensable d'être au courant des derniers travaux, des dernières recherches, des derniers traitements.

C'est la moindre des choses. Je ne concevais pas d'avoir des patients sans leur appliquer ce qu'il y avait de mieux.

C'est ma théorie. Si vous, vous n'avez pas d'idées personnelles pour faire des choses originales, qu'au moins vous fassiez bénéficier vos patients du dernier développement qui peut avoir lieu dans le monde.

On est donc, là, dans les années 70. Quelle image avaient les hémophiles?

C'était une catégorie de malades qui n'intéressait pas beaucoup les gens. Dans le service du professeur Jean Bernard, les patients leucémiques étaient très valorisés. Les hémophiles ne l'étaient pas; on ne savait pas trop quoi leur faire, sinon transfuser un peu de plasma. Ensuite, parce qu'on ne voyait pas du tout quel était l'intérêt intellectuel de ces patients. On savait que c'étaient des malades héréditaires, on devinait qu'il y avait une thérapeutique plus ou moins bien mise au point. Mais bon, ce n'était pas très intéressant intellectuellement pour les médecins et les étudiants.

Cela se sentait-il, en termes de soins, de prises en charge?

Oh oui! Il n'y avait aucune organisation pour les recevoir. Très souvent, ils arrivaient la nuit pour cause d'hémorragie et personne ne savait les traiter. J'avais beaucoup de difficultés à faire accepter ces patients en salle.

Cela vous choquait?

Oui, beaucoup. Je trouvais que c'était très injuste, mais c'était ainsi. C'est aussi une des raisons pour lesquelles j'ai quitté Saint-Louis. Je n'arrivais pas à organiser quelque chose de cohérent. Très souvent, il y avait des retards aux traitements. On s'apercevait, le matin, que, durant toute la nuit, le patient n'avait pas reçu son traitement. Alors que cela aurait dû être fait en urgence. J'avais un sentiment d'impuissance totale, parce que, tout simplement, je n'étais pas dans un des créneaux qui passionnaient le service.

Vous découvriez ainsi qu'il y a des malades mieux soignés que d'autres.

Il y a des maladies plus médiatiques que d'autres. Mais l'injustice du monde, on connaît ça depuis l'enfance, ce n'est pas quelque chose qu'on découvre.

Ce désintérêt, cette injustice même... N'était-ce pas encore plus troublant du fait que vous étiez dans un des services les plus brillants de France?

Mais ce n'était pas une maladie passionnante sur le plan intellectuel à ce moment-là. Cela l'est devenu depuis dix ans et depuis, beaucoup de gens s'y sont intéressés.

Les malades étaient-ils conscients de la situation?

Oui, ils se plaignaient beaucoup. Ils disaient : moi, je suis arrivé à 22 heures, j'ai eu ma transfusion à 9 heures le lendemain. Ou bien ils me racontaient qu'on avait voulu leur transfuser ceci ou cela, alors que ce n'était pas du tout ce qu'il fallait leur faire. Les hémophiles connaissaient souvent mieux leur maladie que les médecins.

Ils savaient très bien. On avait beaucoup de plaintes de patients. Quand ils arrivaient à des heures non ouvrables, le week-end, le dimanche, ils devaient attendre. Longtemps. Il pouvait se passer vingt-quatre ou quarante-huit heures sans que personne n'intervienne.

En même temps, on peut se dire que les choses se mettaient en place pour eux.

Non, il ne se mettait rien en place, parce qu'il ne faut jamais perdre l'idée que les hémophiles sont une très petite population. Et on ne voyait pas comment on allait faire des structures d'accueil pour si peu de gens, pour finalement si peu d'accidents.

Cette injustice devait avoir quantité de conséquences dans les relations entre les médecins et leurs patients hémophiles?

C'était, là, un gros problème. Il fallait toujours compenser le fait qu'ils n'avaient pas des lits réservés en permanence. Il fallait se battre. À un moment, j'avais fait accepter, par exemple, que, dans un des services, il y ait un lit de libre en permanence pour un hémophile. Ce n'était pas rien, parce que, chez Jean Bernard, il arrivait des leucémies du monde entier : un patient sortait, et le suivant entrait. Alors, on avait quand même obtenu cela : un lit disponible. Pendant un moment, c'était comme une victoire. Mais, très souvent, une autre urgence s'y installait et, quand l'hémophile arrivait, il n'y avait plus de lit.

Que faisiez-vous?
On mettait un lit de plus, on allait dans un autre service, on trouvait toujours une solution. Mais tout ce contexte faisait que les relations avec les hémophiles pouvaient être difficiles. Ils le sentaient bien. Je suis donc partie pour Cochin. Et d'ailleurs, en arrivant, je me suis aperçue que le niveau zéro où j'étais à Cochin était de plusieurs dégrés supérieur à ce que j'avais pu bâtir en douze ans à l'hôpital Saint-Louis.

Vos patients sont souvent des jeunes, des enfants. Comment leur parlez-vous de cette maladie?
J'ai mis de nombreuses années à comprendre, parce que la psychologie de ce genre de maladies est difficile. Moins vous avez de traitements, plus la relation est compliquée. Pendant longtemps, j'ai un peu triché en me contentant de soigner, c'est-à-dire d'essayer de guérir les hémorragies, sans tellement intervenir sur une pyschologie que je n'appréhendais pas.

Cela me faisait peur aussi, parce que c'est vrai, c'est une maladie très dramatique, avec cette épée de Damoclès qu'ils ont sur la tête; en permanence ils ont le spectre d'une hémorragie qui peut les emporter. Cela rend la vie difficile, et cela provoque des réactions différentes d'un patient à l'autre.

C'est-à-dire?
Schématiquement, il y a ceux qui nient leur hémophilie; ils vivent normalement, font tout comme quelqu'un de nor-

mal et puis, tout d'un coup, ils débarquent, en saignant. Ils expliquent qu'ils ont fait du vélo, du ballon. Mais il n'y a rien à faire, ils vont recommencer. Huit jours après, ils vont revenir avec un autre accident. Ils vont nier leur hémophilie totalement.

Il y a ceux qui, au contraire, sont hyperprotégés; ils s'entourent de coton, ils ne font plus rien, ne bougent plus. Alors on est obligé de les secouer, de leur dire qu'il faut quand même vivre. Il y a des parents qui mettent les enfants dans des pièces avec du capiton autour pour ne pas qu'ils se cognent contre les murs, etc.

Et puis il y a les revendicateurs, ceux qui n'admettent pas et qui veulent absolument faire porter le problème par le médecin : « Vous ne m'avez pas bien soigné, si j'ai ça, c'est votre faute, vous m'avez donné un traitement qui m'a provoqué des boutons, etc. ».

Alors au début je ne savais pas trop ce qu'ils pouvaient ressentir. Je ne savais pas comment les aider. Fallait-il autoriser ou ne pas autoriser? Quels conseils fallait-il leur donner? Tout cela, je l'ai compris plus tard, et c'est ce que j'ai fait quand j'ai commencé à avoir un centre d'hémophiles, vraiment. C'est là que l'on a commencé à comprendre l'importance de l'information : apprendre aux gens quelle était leur maladie, ce qu'ils avaient, ce qu'ils risquaient, comment il fallait se soigner, leur apprendre à se soigner, eux-mêmes. Bref, leur donner une autonomie, leur apprendre à voyager, leur apprendre à ne plus être en tutelle dans leur centre d'hémophilie.

Pourquoi aviez-vous peur au début?

Je refusais un peu de rentrer dans l'intime psychologie de ces malades. Je n'étais pas préparée à ça. Et comme je trouvais déjà que le contact était difficile, je n'allais pas très loin dans les relations.

Maintenant, c'est plus simple. J'appréhende ces malades

différemment, d'abord parce que je suis beaucoup plus âgée et qu'il y en a beaucoup qui pourraient être mes enfants ou mes petits-enfants. Je les connais bien, je commence à connaître leurs peurs, leurs angoisses. J'ai une autre approche, je crois. Et puis j'ai peut-être beaucoup plus de tolérance aussi. C'est-à-dire que je sais quoi leur dire. « Après tout, vous êtes malade, vous avez votre maladie, vous l'avez en main, vous faites ce que vous voulez. Moi, je vous donne des conseils mais vous choisissez. Vous pouvez faire ça, ça et ça. Si vous faites ça, il va vous arriver ça, C'est à vous de choisir. »

Et cette tolérance, vous l'avez aussi avec ceux qui se soignent, disons, mal?

Oui, je leur dis : « Vous ne vous êtes pas bien soigné, il vous est arrivé ça, maintenant c'est vous qui supportez. Alors je vous donne deux ou trois conseils. Mais vous choisissez. » À un enfant, je lui ai dit : « Ou tu tapes dans les boîtes de conserve en jouant au foot dans la rue et tu reviens et je te transfuse, et puis tu vas rester immobilisé quarante-huit heures, ou bien tu portes des chaussures avec des tiges, c'est peut-être pas très joli mais tu mets des bons lacets, tu te serres bien les chevilles et puis tu ne joues pas au foot. Comme ça, tu seras tranquille, tu iras à l'école tous les matins, tu n'auras pas besoin d'être transfusé. Tu choisis. Mais tu peux continuer à jouer au foot si tu veux. Tu viendras et je te transfuserai. »

Ce sont des malades à qui vous dites tout?

Il y a des moments pour dire les choses. On ne dit pas tout à un enfant de quatre ans, on ne dit pas tout à un enfant de douze ans. Mais il faut dire beaucoup de choses et, en particulier, on se doit de désamorcer les angoises dans les familles d'hémophiles.

Lesquelles?

Il faut un peu d'explication. L'hémophilie est transmise par les filles qui pourront transmettre le gène. Mais, le plus souvent, on ne sait si telle jeune fille sera conductrice ou ne le sera pas.

En attendant, ces jeunes filles ont souvent un frère hémophile et que voient-elles? S'il est très malade – comme c'était le cas il y a des années –, elles voient un frère qui a de nombreux accidents, qui pleure beaucoup, qui se plaint souvent. Elles sont terrorisées. Parce qu'elles apprennent un jour ou l'autre que les femmes conduisent la maladie. Les femmes ne l'ont pas, mais elles peuvent la transmettre à leurs enfants.

Vous imaginez ce qui se passe dans leur tête. Elles vont se dire : si je me marie, d'abord il faut que je dise à mon fiancé que je suis conductrice, que j'ai une tare, ce qui est horrible. (Elles sont terriblement culpabilisées.) Et ensuite il faut que je lui dise que, si on se marie, on pourra avoir des enfants hémophiles. Et une jeune fille de quinze ans, vous savez, elle voit le fiancé comme le Prince Charmant, ce n'est pas une situation idéale.

Maintenant on fait très attention. On suit les hémophiles et leurs familles. On fait un arbre généalogique, on interroge; et avec le plus de précaution possible, on les amène à venir nous voir et à discuter. On essaie de mettre à plat les situations, de leur dire ce qu'on peut faire, que maintenant, surtout, avec le diagnostic anténatal de l'hémophilie, elles ne sont pas obligées d'avoir des enfants hémophiles. On leur dit qu'elles peuvent respirer : que, lorsqu'elles se marieront, elles viendront avec leur mari nous voir, qu'on verra avec lui. Aujourd'hui, le conseil génétique est une partie importante de notre travail.

Votre rôle médical a changé par rapport aux situations d'urgence de vos débuts.

C'est normal, c'est l'évolution des choses. Je crois qu'on

aurait dû me l'apprendre. Mais c'est vrai que cela ne servait pas à grand-chose de dépister les conductrices si on ne pouvait rien faire pour elles.

Je me souviens de drames, de choses épouvantables, de femmes abandonnées par leurs fiancés quand ils apprenaient qu'elles étaient conductrices; ils voyaient le frère et ils disaient : « Je ne veux pas avoir un enfant comme ça. » Ils s'en allaient, y compris quand leurs femmes étaient enceintes. Horrible! Et cette culpabilité des femmes et des mères à qui on n'arrête pas de répéter : « C'est ta faute si, dans ta famille, il y a de l'hémophilie, c'est toi qui as transmis l'hémophilie à notre fils! », c'est terrible. Et puis, la vie est injuste. Pour des familles où le mari s'investit : « C'est notre enfant, je vais faire autant que toi », combien d'autres enfants sont uniquement soignés par leur mère, le père s'en désintéressant totalement!

Vous vous êtes vite dit que vous aviez votre place dans ce drame?

Ah oui! on essaie de recoudre les morceaux et c'est probablement la chose la plus importante que l'on peut faire pour eux maintenant. À part leur donner les fractions quand ils saignent, c'est vraiment s'attaquer à ce problème qui leur détruit la vie.

Et vous avez aussi votre mot à dire entre enfants et parents?

Il faut essayer de rétablir un peu l'équilibre, surtout dans les familles surprotectrices. Il faut les pousser à sortir, à faire un peu de sport, à aller à l'école tous les jours, à apprendre à se traiter.

D'un autre côté, il y a des familles qui ne sont pas assez attentives, qui laissent les enfants faire n'importe quoi. Alors on les prévient : Quand même, il ne faudrait pas qu'il soit habillé comme ça, il ne faudrait pas qu'il ait des chaussures comme ça, il faudrait que... C'est un équilibre à établir.

Où vous arrêtez-vous?

On s'arrête toujours à ce point-là. « Voilà les informations mais c'est à vous de décider. »

Par exemple, on a examiné votre femme, elle est conductrice d'hémophilie. Donc, de deux choses l'une, ou vous faites des enfants et vous acceptez les enfants qui viennent, hémophiles, non hémophiles. Ou, on peut vous aider à ne pas avoir à mettre au monde des enfants hémophiles, c'est-à-dire qu'on va examiner la génétique de l'enfant qui va naître et, vers la dixième semaine de grossesse, on vous dira : « Cet enfant-là est hémophile ou pas. » C'est tout. Ou on interrompt la grossesse ou on ne l'interrompt pas. Ou vous ne faites pas de diagnostic anténatal. De toute façon, il n'y a que vous qui puissiez choisir. »

Cette attitude est critiquée; il y a des gens qui disent : « Comment, vous laissez naître des enfants hémophiles, c'est monstrueux, les parents n'ont pas le droit de faire ça. » Les parents ont le droit de faire ce qu'ils veulent, ce n'est pas à nous d'en juger.

Vous arrivez à vous habituer aux échecs?

Non, comment s'habituer aux malades qui meurent? Ces patients dont les complications font qu'on ne peut plus les traiter avec les moyens habituels parce qu'ils rejettent tous les traitements, voilà une chose que je n'admets pas du tout. D'autant qu'on a toujours l'impression de ne pas avoir tout fait, qu'on aurait pu faire quelque chose de plus.

D'une certaine façon, je me dis que c'est presque plus dur pour nous. Quand un médecin est confronté à des maladies malignes, quelque chose le dépasse. Il se bat jusqu'au bout, mais à un moment il sent que c'est fini, il ne peut plus rien. L'hémophilie n'est pas une maladie mortelle; on a toujours tendance à penser que, quelque part, on n'a pas fait ce qu'il fallait, qu'il y avait peut-être un petit quelque chose d'autre à faire, etc.

Des liens d'amitié doivent se créer; vous les voyez hors de l'hôpital, non?

On est, bien sûr, très attachés aux enfants qu'on voit grandir, mais c'est différent. Je pense qu'il ne faut pas qu'il y ait de relation amicale. Pas du tout. Cela ne doit pas être sentimental, cela doit être médical.

Comment autrement supporter des situations où une personne, très malade, qui espère et qui, désespérément, vous dit : « Je ne vais pas mourir, n'est-ce pas? » Or on sait qu'ils ne seront pas différents des autres. On sait que cela va mal se terminer. On doit garder ce recul, pouvoir anticiper. Quand on sait ce qui va se passer, on est moins surpris, on tient mieux le coup. C'est une espèce de fatalité à laquelle il faut adhérer.

Il vous arrive d'aller aux enterrements de vos patients?

Oui, cela m'arrive. On va juste au lever de corps. Mais on écrit, on téléphone, on prend contact avec les familles, on est présents.

Le sida a tout changé?

Oui et non. Non. Car les hémophiles, surtout ceux qui ont un certain âge, sont habitués à vivre avec une maladie grave. Là, c'est une deuxième maladie grave. Et ce n'est pas le même choc. Reste que, quand même, ça a tout changé, tout changé dans nos têtes.

C'est-à-dire?

Il y a quelque chose de terrible. On croyait peu à peu avoir jugulé une maladie; on avait un espoir de banalisation (le traitement était efficace et nous faisait penser que les jeunes générations d'hémophiles allaient avoir une vie presque normale, très peu perturbée). Et voilà que le sida nous renvoie vingt ans en arrière. L'hémophilie redevenait une maladie mortelle par le biais d'une complication. Cela redevenait cette chose affreuse que j'ai connue quand j'ai commencé, et qu'on aurait voulu éviter. Là, on a eu une impression d'injustice totale. Ces gens, je trouve qu'ils avaient déjà assez avec leur hémophilie.

Vous vous souvenez des premiers cas de sida?

Oui, les hémophiles ont été parmi les premiers cas de sida traités à Cochin. C'est une maladie à plusieurs vitesses, avec quelques cas foudroyants, en particulier au moment où on ne savait pas soigner les infections pulmonaires. Dans les années 1984-85, c'était ainsi.

Et puis, on en avait entendu parler, on savait que cela s'était passé aux États-Unis, on savait que des hémophiles avaient été contaminés, et qu'ils étaient morts du sida. Et, quand on les a vus en France, on s'est dit : « Ça y est, ce n'est pas un fantasme, c'est quelque chose de vrai. »

Et donc, très vite, vous saviez que vos traitements, c'est-à-dire les transfusions, étaient porteurs de mort.

Oui... Pour soigner une maladie qui n'est pas mortelle, vous en donnez une autre, mortelle, c'est le comble! On s'imagine mal l'effet que cela nous a fait! Une gifle à la science, à la médecine. C'est comme si on avait été des apprentis sorciers.

Cela remet en cause la place du médecin?

C'est dérisoire ce qu'on a fait. C'est vraiment de l'humour noir. Certains me disaient que, dans l'histoire de la médecine, les avancées ne sont pas toujours linéraires, mais je connais peu de retours de boomerang aussi violents.

Vous vous êtes vite rendu compte du désastre de ce boomerang?

C'était clair, on a tout de suite compris que c'était une maladie transmissible par le sang. On ne savait pas encore que c'était un virus. On pouvait se rassurer en croyant que c'était une maladie américaine. Et croire que ce virus était réservé aux États-Unis. Mais l'épidémie n'a pas tardé. Elle est arrivée deux ans plus tard en Europe. On a vu les premiers cas de sida chez les hémophiles en France.

Cela restait un peu ambigu, pour nous, parce que, comme on importait beaucoup de fractions des États-Unis – on n'était pas du tout autonomes, on ne produisait pas assez de facteur VIII pour les hémophiles –, on pouvait se dire que c'était la faute des produits importés.

Et puis il y a eu les premières études.

Oui, à la fin de 1984, il y a eu des études françaises.

Vous vous souvenez bien des épisodes?

Il y a un phénomène très curieux; maintenant, je n'arrive plus à savoir. J'ai été tellement interrogée, par le colonel de gendarmerie, par le juge, etc. Je ne sais plus ce qui est de l'ordre du souvenir.

Je suis retournée à mes papiers, à mes archives. Je n'arrive plus à savoir. Heureusement, j'avais des comptes rendus de réunions, j'avais des lettres. Je me souviens, par exemple, qu'on a eu un cours très tôt, je crois que c'était vers 1982. Jacques Leibowitch (immunologue à l'hôpital de Garches) qui revenait des États-Unis nous a annoncé : « Voilà, le sida, c'est ça. Une nouvelle maladie. » Il nous a présenté cela comme une maladie infectieuse, qui atteignait surtout les homosexuels et puis, à la fin, il a lancé : « Il y a aussi un élément particulier, c'est qu'il y a des hémophiles touchés. »

C'était une information énorme...

Oui, il fallait absolument qu'on essaie de comprendre. Il était trop tôt.

Et là, quel était votre rôle? Vous suiviez de près les recherches?

J'étais très au courant parce que j'avais, justement, des amis. Jacques Leibowitch, entre autres, le spécialiste absolu, me tenait au courant. Il me racontait tout, toujours très pessimiste, et j'avais aussi gardé beaucoup d'amis chez Seligmann.

Jean-Claude Brouet m'avait aussi dit : « C'est une maladie des hémophiles, tu devrais nous envoyer du sang qu'on fasse des examens chez tes patients. » Puisque, à cette époque-là, encore, on supposait que cela ne pouvait venir que des fractions importées des États-Unis.

De plus, on n'avait pas de test pour dépister le sida, on ne savait pas rechercher les anticorps, ni rien d'autre. En revanche, on savait qu'il y avait des stigmates : les déficits en lymphocytes T4, et d'autres éléments montrant qu'il y avait un déficit immunitaire.

Il n'empêche, on a envoyé très vite, en quelques semaines, le sang d'un certain nombre de patients. Et la réponse fut très claire; plusieurs de nos patients avaient des déficits immunitaires.

C'est là qu'on a commencé à penser que les hémophiles avaient reçu des choses qu'il ne fallait pas qu'ils reçoivent. Et on a commencé à prendre conscience que l'on allait peut-être avoir de gros problèmes avec nos patients.

Est-ce que vous étiez en mesure de changer de thérapeutique, ou en tout cas d'avoir de l'influence sur la question?

On aurait dû avoir une influence. Je me souviens de ma première réaction. Je revois encore le représentant de la firme Hyland, quelqu'un que je connais depuis très longtemps. Il est venu me voir. Parce que, bien sûr, l'énorme question que tout le monde se posait, c'était : « Comment débarrasser le sang de ce virus? » Or, au début de 1983, on avait entendu parler de méthodes pour inactiver le virus du sida dans le sang. Et le chauffage apparaissait, dans cette stratégie, comme un des éléments importants.

En France, on ne faisait pas de chauffage ; cela n'avait effleuré personne parmi les gens qui préparaient les fractions. Personne n'avait réalisé qu'il fallait au moins tenter de le faire. Mais, aux États-Unis, cela agitait beaucoup les gens. Dans les réunions de transfusion, dans celles de la Fédération mondiale de l'hémophilie, on voyait les gens mettre au point des stratégies ; et on a appris assez rapidement que le chauffage était un moyen efficace pour tuer le virus du sida. On l'a appris, on l'a su, cela a été dit dans la presse spécialisée.

Très vite, la maison Hyland avait accéléré cette recherche dans ce sens ; et ils avaient réussi à préparer des dérivés du plasma contenant du facteur VIII, préalablement chauffés, et qui, de ce fait, devaient ne plus transmettre ce virus.

Et vous les avez vus, rencontrés, discuté avec eux?

Je sais que, quand ils sont venus en France – comme on voyait tous les gens qui présentaient des produits pour les hémophiles –, ils sont venus nous voir dans les centres, ils sont venus me voir à Cochin et ils m'ont dit : « Maintenant, ça y est, Hyland fabrique des fractions chauffées, des produits qui sont donnés aux États-Unis à beaucoup d'hémophiles. Si vous voulez, on peut en importer en France. »

En mars 1983, on avait déjà la notion de quelques déficits immunitaires chez les hémophiles. À la fin de 1983, on pouvait avoir des produits chauffés.

Alors, bien sûr, j'en ai demandé. « Puisqu'on peut en importer, je voudrais bien mettre les hémophiles de Cochin sous fractions chauffées. » J'ai appelé, j'ai demandé. On m'a dit : « Non, il faut les importer et on ne veut pas importer. D'ailleurs, on ne sait pas ce que cela vaut. Cela peut même être dangereux. »

Qui est-ce « on »? Vous étiez en rapport avec le docteur Jean-Pierre Allain qui dirigeait les recherches au CNTS?

Oui, c'était lui. Et je lui ai répondu qu'entre ne rien faire ou avoir un inhibiteur, je préférais avoir un inhibiteur plutôt que le sida !

Pour vous, c'était clair ?

Oui. Alors il a ajouté : « Tu me dis qu'il faut qu'on mette les patients sous produits chauffés, mais tu n'as aucune preuve. » C'était idiot. « Je n'ai pas besoin de preuves. Chaque fois que je donne un comprimé d'antibiotique, je n'ai pas la preuve que je vais guérir une angine mais ça me paraît logique de le faire. » C'est ce que j'appelle la théorie du moindre risque : on a une fraction dont on sait qu'elle peut contaminer mais avec une fraction traitée, on a une chance que, peut-être, elle ne contaminera pas. Saisissons-la. Il y a quand même un moindre risque à donner cette fraction chauffée qu'à donner l'autre.

Réponse : « Pas du tout, tu te rends compte, il faudrait tout importer, on n'en fait pas du tout en France, ce n'est pas possible. » Il a ajouté : « On va en introduire un petit peu et puis étudier si c'est vraiment efficace. »

Je lui ai dit que je ne pensais pas comme lui. Et là, il s'est emporté. On s'est énervés. « Enfin, tu n'es quand même pas le chef. Si je fais une ordonnance, tu ne peux pas me le refuser. » Il a insisté : « Tu n'en auras pas ! – Alors qu'est-ce que je fais ? J'écris au ministre de la Santé ? – Oh ! dit-il, le ministre de la Santé, ce n'est pas très important. La personne la plus importante, c'est Jean-Pierre Soulier, le directeur du CNTS. Si tu le convaincs d'importer des fractions, tu en auras. » Et c'est ce que j'ai fait.

Vous écrivez donc à Jean-Pierre Soulier, le prédécesseur de Michel Garetta à la tête du CNTS. C'était un grand patron, un « professeur », comme on aime à dire.

Oui, j'écris à Soulier. Une grande lettre où je lui explique le déficit immunitaire, l'existence des produits chauffés qui semblent diminuer la transmission du virus. Mon idée, alors, c'était que les patients qui avaient des déficits immunitaires devraient être mis sous fractions chauffées. En fait, il aurait fallu les mettre tous.

Il vous a répondu?

Non, il ne m'a pas répondu. Il a passé la lettre à Jean-Pierre Allain. Et c'est Allain qui me renvoie une lettre en me disant exactement ce qu'il m'avait dit au téléphone.

Et que faites-vous, alors?

Je suis très coléreuse, je reprends ma lettre, je la renvoie à Soulier, et je lui réécris en substance : « Écoutez, si je voulais l'avis de Jean-Pierre Allain, je ne vous écrirais pas. Jean-Pierre Allain, je l'ai tous les jours au téléphone, mais je veux votre avis. »

Alors Soulier, toujours très courtois, me répond : « Chère madame, excusez-moi, je pensais, etc. Je ne veux pas me dérober à la question que vous me posez, alors je vous réponds que la pasteurisation du plasma est efficace pour la disparition des virus; on a pu le noter avec le virus de l'hépatite, c'est une très bonne technique et peut-être pourrait-on traiter quelques patients avec des produits chauffés? Mais certainement pas tous les hémophiles parce que, vous savez, ces produits chauffés sont fabriqués par des firmes étrangères qui n'ont qu'une seule envie : reprendre le marché français de l'hémophilie. »

C'est une réponse, ça? Il me dit, en somme, que, si j'insiste, je vais ruiner le système français.

Pour vous, il y avait deux logiques clairement qui s'affrontaient. C'était de l'ordre de l'évidence.

Je ne me prêtais aucune clairvoyance en affirmant, haut et fort, que les produits chauffés ne transmettaient pas le sida. Mais, comme je vous le disais, j'appliquais ce que l'on m'avait toujours appris : la théorie du moindre risque. La médecine n'est pas une science mathématique. Et me dire : « Tu n'as pas la preuve que c'est efficace », c'était idiot. C'était tout ce que je voulais dire.

Et d'autres le disaient avec vous. Ou bien vous étiez isolée?

Beaucoup étaient contre. J'en ai discuté depuis. Et certains m'ont dit qu'ils ne comprenaient pas pourquoi je n'ai pas fait un scandale.

Vous savez, quand on est seul dans une idée, on n'est jamais tout à fait sûr d'avoir raison. En plus, il y avait du pour et du contre, je pouvais me tromper. Admettons que ces fractions induisent autre chose, une complication inattendue. On m'aurait vite accusée : « Voilà, vous vous êtes précipitée là-dessus! » Non, on n'est pas assuré d'avoir toujours raison. Et puis, ensuite, je butais sur une impasse. Je ne voyais pas d'autre personne à qui m'adresser que Jean-Pierre Soulier qui était le directeur du CNTS. Si j'écrivais à la Direction générale de la Santé – qui était la tutelle du Centre de transfusion –, on allait me renvoyer à Soulier. Et si j'envoyais une lettre au ministre?

D'abord, je me disais qu'il n'allait pas la lire. Écrire au cabinet? Personne ne me répondrait. Et, en admettant que quelqu'un s'inquiète de cette lettre, qu'est-ce qu'il allait faire? Il allait dire : « Monsieur Soulier, il y a un médecin qui réclame des fractions chauffées, voulez-vous vous occuper de ce problème? » C'est comme ça que cela allait se passer, c'était évident!

À partir du moment où Soulier avait refusé... Je ne voyais pas comment je pouvais faire autre chose.

Vous vous sentiez en position d'accusée?

Je rageais. Je me disais, je suis un petit médecin de rien du tout dans mon coin. Jean-Pierre Soulier, monsieur le professeur Soulier est omniprésent, omniscient. Et moi, si j'ai une idée, je ne peux la mettre en application parce qu'un de mes patrons en a décidé autrement.

Ce n'était pas une découverte, plutôt une confirmation. Les mandarins existent. J'avais vécu cette époque des gens omnipotents, omniprésents dans leur service et dans leur spécialité qui dirigeaient tout, les idées, les faits et les actes de tout le monde. Là, c'était un acte supplémentaire de mandarinat. Il était le patron de la transfusion, il avait décidé que les fractions chauffées n'étaient pas utiles. Eh bien, c'était fini.

Que vous soyez une femme jouait un rôle?

Je ne sais pas.

Dans ce contexte de blocage, ne sentiez-vous pas une responsabilité d'en parler aux patients?

Oh non! je n'aurais jamais fait ça! Je ne veux pas mêler les patients à ces histoires. Déjà, les patients n'ont pas une très belle idée de la médecine, ni des médecins. On est souvent très critiqués. Mais alors, si en plus on met au jour nos querelles devant eux, non, vraiment, c'est moche. Il s'agit vraiment d'un patron qui ne veut pas accorder quelque chose à un médecin sous-gradé par rapport à lui. Il m'était arrivé un truc identique en 1972.

C'est-à-dire que ce type de blocage était fréquent?

Ce n'est pas tout à fait cela. Je vais vous raconter une histoire un rien similaire. En décembre 1971, j'avais entendu, en me rendant aux États-Unis à une réunion de la société américaine d'hématologie, que la firme Hyland avait mis au point une fraction pour les patients avec des inhibiteurs. Un procédé tout à fait révolutionnaire.

J'en ai parlé aux fabricants, et ils m'ont répondu : « On n'a pas encore de licence. Mais, si vous avez un problème, téléphonez et on vous enverra des fractions, en essai. » En cadeau.

Il se passe du temps. Vers le printemps de l'année suivante, 1972, j'ai un petit patient porteur d'un inhibiteur, un patient que j'aimais beaucoup, et il arrive avec une hémorragie digestive et un inhibiteur. Impossible de corriger la transfusion. On essaie tout, les doses fortes, on lui met des globules rouges tous les jours, parce qu'il perdait son sang par le tube digestif, etc. Et, au bout de cinq jours, je le voyais dépérir, je me disais : Il va mourir, je n'arriverai pas à faire cesser cette hémorragie digestive. C'est là que j'ai pensé que j'allais essayer ces fractions, dites activées.

J'appelle le laboratoire qui donne son accord pour envoyer tant de milliers d'unités. Mais, petit problème, il fallait importer le produit.

Nous, on n'avait qu'une seule façon d'importer, c'était *via* le CNTS. Donc, j'appelle Soulier : « J'ai besoin de votre aide. On va m'envoyer des fractions pour un malade qui a un inhibiteur, mais il me faut une adresse. »

Il me répond : « C'est une folie, votre histoire, vous allez le tuer, votre malade. – Mais, monsieur, de toute façon il est en train de mourir, il faut que je fasse quelque chose absolument. » Il insiste alors : « Je vous demande de ne pas faire ça. C'est très toxique. Il va faire une coagulation intravasculaire, il va mourir, vous allez le tuer de coagulation intravasculaire. » Un dialogue de sourds. « Mais, monsieur, il va mourir, j'en suis sûre. Si je ne peux pas faire quelque chose, ce garçon va mourir. » Alors, il lâche : « Bon, j'importe. Je vous les dédouane. Dites-leur de les envoyer. Je vous promets que je le fais *sous votre responsabilité.* Je suis contre ce traitement. » Douze heures après, un avion est arrivé, il a déposé les fractions. Et je commence.

Quel combat, juste pour une tentative...

Oui, et après, j'ai passé des nuits, des jours, à faire des tests pour voir si ça coagulait ou pas. Quarante-huit heures après, il avait arrêté de saigner. Ces fractions lui ont sauvé la vie, j'en suis sûre! Je suis sûre qu'il était en train de mourir! Je n'aurais jamais pu, autrement, le rattraper. Et après, quand j'ai expliqué l'histoire, pour tout le monde, cela s'était arrêté spontanément. « Vous avez eu beaucoup de chance de ne pas avoir eu de complications avec le produit », ont-ils ajouté. Mais le malade ne s'y est pas trompé. C'est aujourd'hui un garçon qui s'est marié, qui a des enfants. C'est vraiment émouvant. Cinq ans plus tard, les fractions activées ont obtenu une licence, et tout le monde les utilise.

Mais, là, dans cette histoire, j'avais juste besoin que l'on me donne l'adresse du CNTS pour qu'on puisse dédouaner. Le CNTS n'avait rien à payer, c'était pour un malade, et un seul. En tout cas, c'était la première fois que je tenais tête.

Et cette histoire, vous ne l'aviez pas oubliée en 1983, 1984, 1985?

Non, et en même temps, elle me réconfortait. Je me disais que je n'avais peut-être pas que des idées idiotes.

En clair, il fallait se rebeller, ouvertement. C'est être rebelle que d'être médecin?

Il le faut. Non? Surtout face à la hiérarchie. J'ai eu beaucoup de problèmes de rébellion. Si j'ai quitté Saint-Louis, c'est un peu pour ça aussi. Quand on se rebelle contre l'autorité, ça ne paie pas. Les gens ont une certaine estime, une certaine crainte. Mais ça ne plaît pas.

Et vous ne regrettez pas aujourd'hui de ne pas en avoir parlé aux malades?

Non, je ne regrette pas, même dans les moments les plus critiques, vers la fin de 1984, ou au début de 1985, à une époque où on savait que toutes les fractions étaient contaminées, et qu'on ne nous donnait pas ce qu'il fallait pour traiter.

Je savais, on savait, qu'il y avait un fort danger que les produits soient contaminés. Il y avait eu l'étude Pinon-

Leibowitch qui avait montré qu'au moins trois à six pour mille des donneurs étaient contaminés, et donc, dans un lot où il y avait dix mille donneurs, il était évident qu'il y avait du virus.

J'ai commencé à hurler pour que l'on me donne des fractions chauffées. Là, j'ai perdu vraiment patience. Mais je n'avais pas de vocation nationale. Et je voulais que les patients de Cochin soient le moins mal possible. C'est vrai que je ne pouvais rien, absolument rien.

Et vos amis?

Quels amis? J'étais assez seule à considérer que c'était important.

Pourquoi?

Je ne sais pas pourquoi tous les médecins de l'hémophilie ne parlent pas, ne disent rien, pourquoi ils n'ont rien dit au procès où il se sont aplatis. Je pense que c'est parce qu'ils n'ont pas vu passer les balles. Ils n'ont pas pris conscience des choses, comme si ce n'était pas plus grave que toutes les hépatites que les hémophiles avaient attrapées avec des fractions.

Si vous ne disiez rien aux patients, peut-être eux vous demandaient-ils quelque chose?

Les patients ne demandaient rien. Je bricolais, j'essayais de faire pour le mieux. Quand on avait des interventions chirurgicales, on utilisait des cryoprécipités de façon artisanale. J'envoyais François Pinon au créneau, parce que j'étais devenue *persona non grata* au CNTS. Je l'envoyais pour qu'il essaie de récupérer des fractions chauffées. Je me souviens, une fois, c'est lui qui a insisté; pour un patient qui devait être opéré d'une hernie, il a mis deux heures au téléphone pour convaincre Jean-Pierre Allain de me donner des fractions chauffées. C'était en mars 1984.

Vous étiez confrontée à autre chose qu'à une logique médicale.

Une espèce de sensation d'impuissance totale. Je ne pouvais rien. Démunie, complètement. Pour soigner mes malades, je peux venir coucher à côté d'eux, surveiller leurs perfusions, je peux venir le dimanche, je peux commander des trucs mais, là, je n'ai rien pu, c'est plus fort que moi.

Et les hémophiles? Peut-être auraient-ils pu agir plus?

Non, ils ne le pouvaient pas. Depuis que les hémophiles ont conscience de leur hémophilie, ils savent deux choses : leur maladie coûte très cher; la société entière paie pour eux. Il y a des gens qui passent leur temps à le leur rappeler. Ils savent très vite que, lorsqu'ils ont une hémarthose, cela coûte sept mille ou huit mille francs; quand ils ont un accident un peu plus grave, cela coûte tout de suite dix mille francs.

Ils le savent, et ils savent aussi qu'il y a une catégorie de gens à qui ils doivent la vie, ce sont les donneurs de sang. Et que, de ce fait, ils doivent se faire tout petits. Parce qu'ils ont la chance que des gens au grand cœur leur donnent leur plasma, leur sang, et ils ont la chance que la société paie pour qu'ils puissent avoir des fractions.

Moi, je me disais toujours : Mais comment cela se fait-il qu'ils ne se révoltent pas? Comment se fait-il qu'ils acceptent tout et qu'ils ne fassent pas un scandale? Non, parce qu'ils ont ça.

Coupables de leur maladie.

Ils ont cette impression. Ce sont des gens qui n'osaient pas demander. Et, en plus, aller demander des fractions chauffées! Moi, je voyais beaucoup de gens de l'association des hémophiles, en particulier l'ancien président, M. Leroux. Il était tout à fait remarquable. Il n'osait pas non plus, il savait bien, il demandait très courtoisement les choses.

Le médecin ne peut pas aller plus loin que le patient?

J'ai eu tort, sûrement, de ne pas croire en moi davantage. J'ai eu tort de ne pas me faire entendre, mais je ne savais pas. J'ai essayé aussi avec mon ancien patron, Jean Bernard. Il m'a dit : « La transfusion, ce n'est pas mon problème. » J'ai dû aller le revoir au début de 1984 ou à la fin de 1983, au moment du changement de direction de Soulier à Garetta. J'ai demandé : « Mais ce n'est pas possible, on ne peut pas mettre Garetta à la place de Jean-Pierre Soulier. » Et là, Jean Bernard m'a répondu : « C'est le problème de Soulier, on ne va pas s'imposer à lui. »

Il m'a conseillé d'aller voir Roux, le directeur général de la Santé. Ce n'est pas facile d'avoir un rendez-vous avec Roux quand vous n'êtes rien.

Finalement, je me suis fait pistonner, j'ai eu un rendez-vous. Alors lui, directeur général de la Santé, voilà ce qu'il m'a dit : « Je vous connais. Vous vous occupez d'hémophilie. Vous savez, cela coûte très cher! Vous dépensez beaucoup d'argent! Il faut que cela coûte moins cher, il faut qu'on soit autosuffisants en France pour qu'on n'utilise que du plasma français. »

Voilà, dix minutes dans son bureau. Et, à la fin, quelqu'un est rentré, lui donnant un papier à signer. Il s'est tourné vers moi, et il m'a dit : « Vous voyez ce que je viens de signer là? Eh bien, je viens de signer deux millions d'importations d'immunoglobulines parce que M. Seligmann ne veut pas utiliser les immunoglobulines du CNTS. Il dit qu'elles sont mauvaises, qu'elles donnent des chocs aux enfants qui ont des déficits immunitaires! Alors nous venons de payer deux millions de francs pour importer des immunoglobulines! Eh bien, cela, il faut que ça cesse! »

Vous avez été déçue par la génération supérieure?

Plus que déçue.

Aujourd'hui, vous avez retrouvé votre place dans cette nouvelle logique?

Qu'est-ce que vous voulez faire? Il faut bien continuer à soigner les malades quand même! Essayer de les protéger.

Et avec vos patients hémophiles, les relations ont-elles changé?

Je n'ai aucun problème avec eux. Maintenant, on est confronté aux nouveaux produits, les produits recombinants, le génie génétique. Je leur en parle. Je leur dis : « Voilà ce qui va arriver sur le marché, vous allez avoir tel et tel produit. » Souvent ils réagissent, ravis, croyant qu'il n'y aura plus d'infection! Je les préviens : « Non, on n'en sait rien. Il y a aura d'autres problèmes. » Car, le génie génétique met un rétrovirus dans une cellule, et ce sont des cellules animales qu'on cultive, les cellules animales sont quelquefois infectées par des virus, les méthodes de purification utilisent des anticorps monoclonaux qui viennent de la souris, les immunoglobines de souris sont peut-être toxiques chez l'homme, etc. Bref, tous ces processus sont très longs, très compliqués : ils mettent en œuvre des techniques très pointues qui sont autant d'étapes où l'erreur humaine peut se glisser. Donc je leur dis qu'il faut qu'ils sachent qu'il y a quand même un risque.

Vous vous êtes durcie par rapport aux institutions?

Je ne suis pas douée pour la politique. Je ne sais pas débattre. Je ne sais pas répondre rapidement, trouver les arguments pour étayer. J'agis assez souvent par intuition, par instinct. Quelque chose qui m'apparaît comme évident, quand on me dit, « prouve-le » », j'ai souvent du mal. C'est cela qui m'arrête un peu dans le fait d'aller débattre avec les gens. Je n'ai pas assez confiance, pas assez d'arguments, pas assez de dialectique pour convaincre les gens. C'est pour ça que je n'aime pas les débats.

Le médecin n'a pas à avoir de rôle politique?

Moi, en tout cas, je n'en ai pas. Peut-être qu'il y a des médecins qui en ont. Certains même n'ont que cela. Mais moi, je ne sais pas. Je voudrais parfois qu'on m'écoute. Je voudrais, quand je dis qu'il faut faire comme ça, que l'on me donne ce qu'il faut pour le faire. J'aimerais qu'on me donne cent mètres carrés pour faire mon centre d'hémophiles, et pas seize mètres carrés comme j'ai actuellement pour traiter deux cents patients.

Là aussi, cela fait des années. Je ne sais pas ce qu'il faudrait que je fasse. Et je suis fatiguée, j'en ai assez de tirer les sonnettes. Je vais aller voir le président de la Commission médicale de Cochin, et je vais lui dire : « Monsieur, vous croyez qu'on peut continuer à recevoir des familles, des gens handicapés qui sont dans des petites voitures, qui ont des béquilles, les asseoir dans un couloir où passent les chariots de linge, les malades en réanimation, vous croyez vraiment? » Et lui me répondra : « Ah non! mais laissez-moi du temps pour qu'on trouve de la place. »

Et puis le temps passe et puis rien ne se crée et puis rien n'arrive. Mais enfin, si vous regardez tout le trajet depuis vingt ans, on a quand même institutionnalisé trois centres d'hémophiles à Paris qui sont des centres de référence. J'ai même obtenu une secrétaire et une infirmière pour s'en occuper. Et j'ai des vacations.

On vous sent, là, un peu triste, fatiguée par ce passé épuisant.

Oui, et non, parce que aujourd'hui, on a un énorme défi. La prévention.

Vous trouvez-vous parfois sans bonne réponse?

Ah! c'est constant, je crois! C'est là aussi une des grandes raisons de la solitude des médecins. Les gens n'admettent pas qu'on ne les guérisse pas. Alors que... Mes premiers échecs, vous savez, c'était avec mes enfants. Mes filles, en particulier l'aînée, étaient persuadées que la médecine pouvait tout, guérir un rhume, un petit bobo, des douleurs, etc. Et, à chaque fois, je devais lui dire non, je ne peux rien pour ça. Cela ne se guérit pas. Il faut attendre, cela va disparaître tout seul. Là, je sentais, d'abord, un mépris total, une incompréhension et je sentais qu'elle pensait : parce que *toi*, tu ne sais pas mais ce n'est pas normal d'avoir ça, donc on *doit* m'en débarrasser.

Il y a un autre métier que vous auriez aimé faire?

C'est difficile de répondre parce que, quand j'ai décidé de faire de la médecine, je m'imaginais que la médecine, c'était le médecin de famille. Je ne connaissais rien d'autre que le médecin qui venait quand j'ai eu la rougeole, les oreillons, le médecin qui m'auscultait dans le dos, qui me faisait tirer la langue. Je pensais que c'était ça que j'allais faire. Et quand j'ai découvert ce que c'était que la médecine hospitalière, je me suis aperçue que j'aimais cela mais que ce n'était pas du tout ce que j'avais l'intention de faire.

Et puis... Si, de temps en temps, il y a une chose qui me pèse beaucoup dans mon métier, c'est ma blouse. Il y a des jours où je ne supporte plus la blouse blanche. Il y a des jours où j'en ai assez de la porter, je me dis : « J'ai des amies qui ont de la chance, elles travaillent dans une galerie de peinture, dans un magasin, dans une agence de voyages, elles sont bien habillées du matin au soir, elles ont plaisir à s'habiller. »

Moi, j'ai sempiternellement, toute l'année, du matin au soir, cette espèce de blouse blanche épouvantable. Il faut dire que les hôpitaux s'ingénient à nous faire des blouses de plus en plus laides. Avant nous portions des blouses en coton, fermées par un tablier; et l'hiver, nous avions des capotes bleues. Aujourd'hui, les blouses en Tergal et les tabliers ont disparu; on est vraiment minables à regarder. Et cela peut me mettre dans des colères épouvantables. Je me dis : j'aurais dû choisir un autre métier parce que, ça, ce n'est pas possible. Ou alors on devrait changer la médecine et la faire en tailleur.

Vous le faites?
Maintenant, quelquefois, oui, je reste en tailleur.

Cet ouvrage a été réalisé par la
SOCIÉTÉ NOUVELLE FIRMIN-DIDOT
Mesnil-sur-l'Estrée
pour le compte des Éditions Calmann-Lévy
en décembre 1993

Imprimé en France
Dépôt légal : janvier 1994
N° d'édition : 11964/01 – N° d'impression : 25508